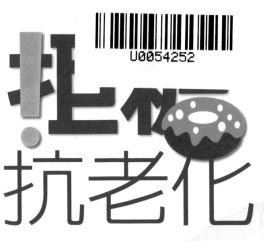

拒糖抗老化

Dr.張大力日本美容若返研究美學

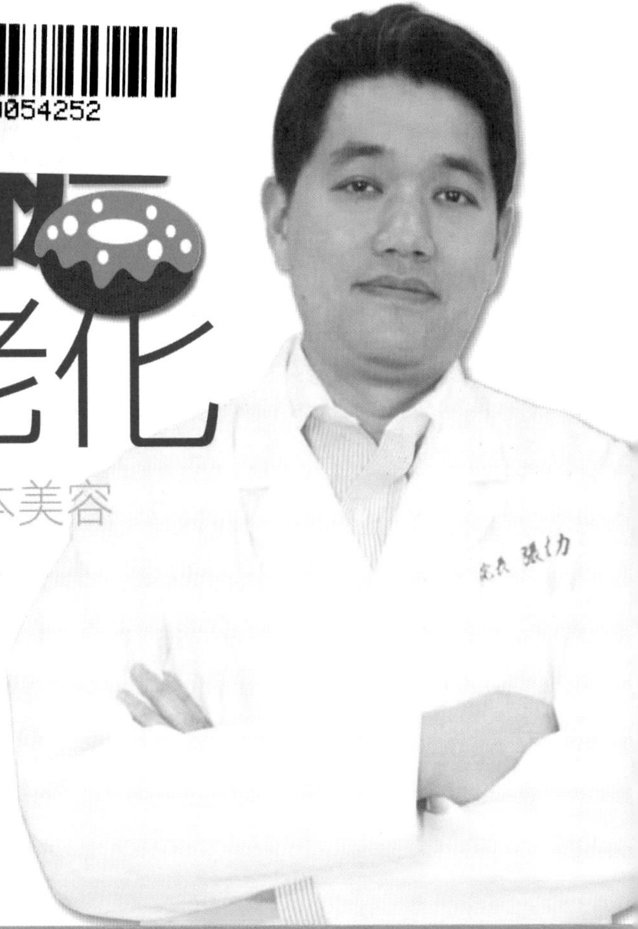

張大力 醫師_著
劉惠蘭_編審

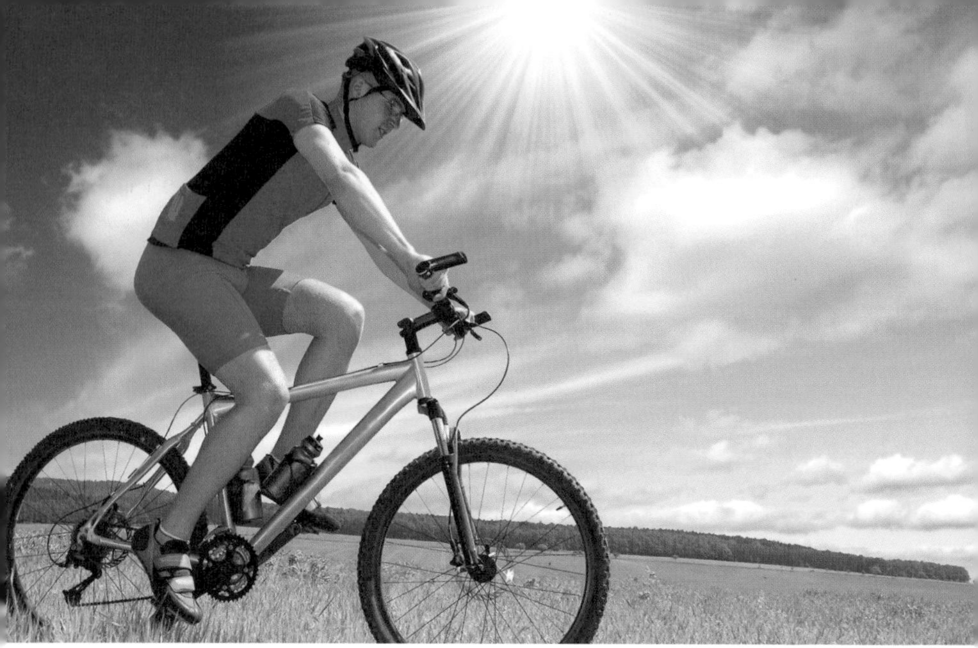

推薦序

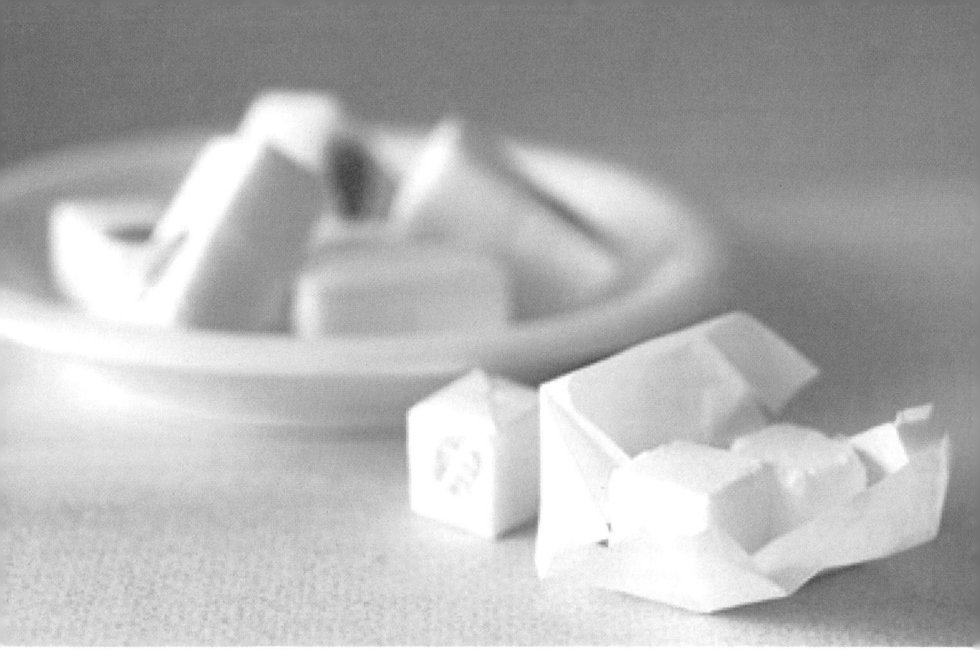

Part1

促進老化的危險因子

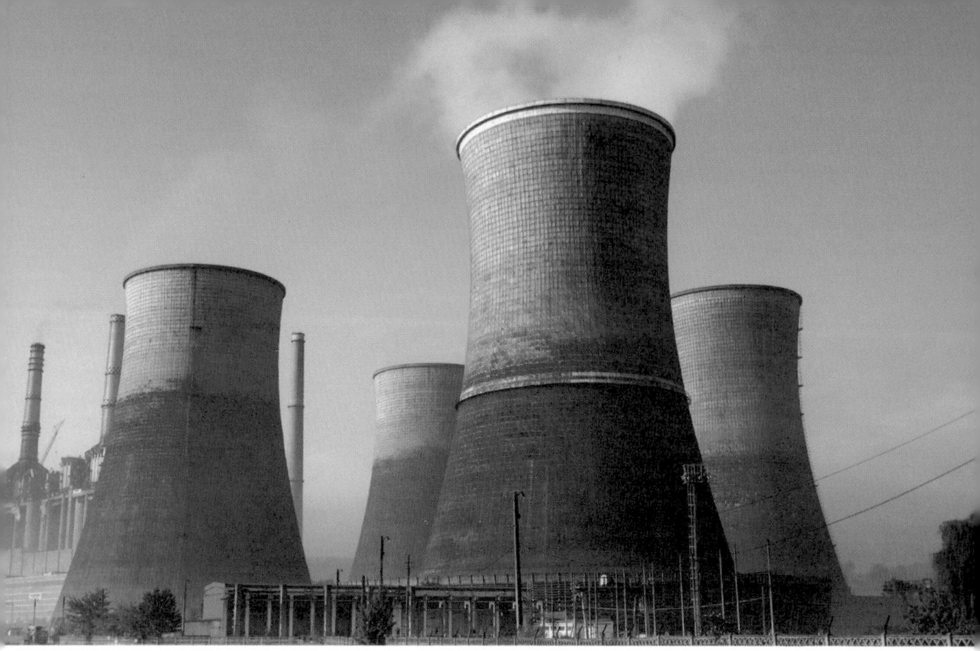

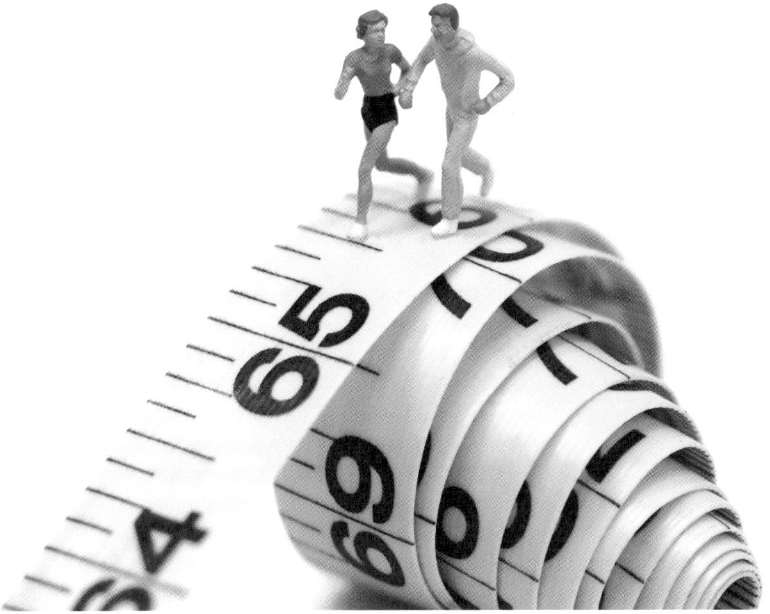

Part2

24小時全面抗老

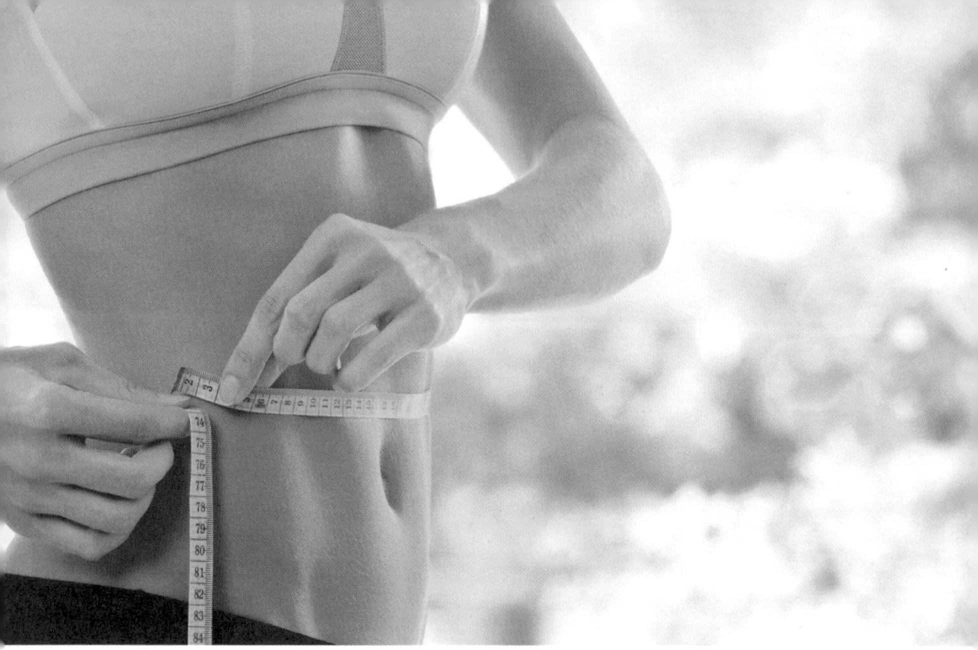

Part3

抗加齡最新對策

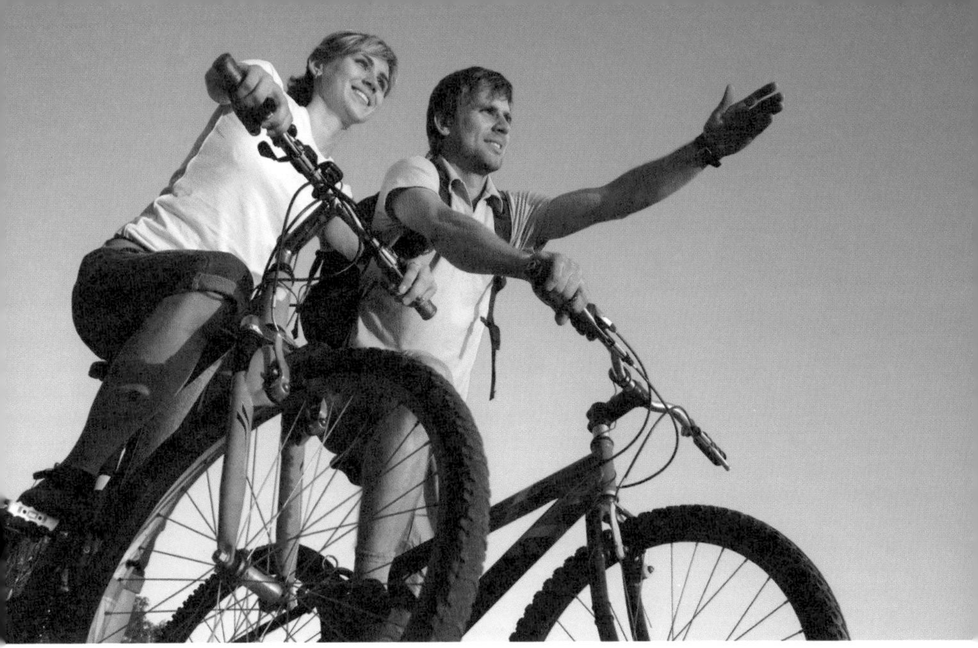

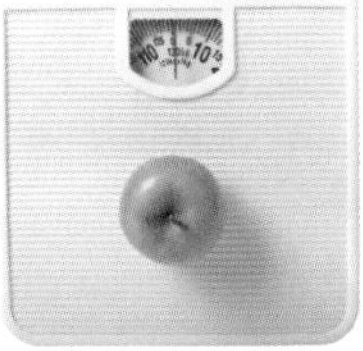

日本抗衰老的趨勢

很高興我的好朋友張大力醫師，在台灣要出抗老化預防醫學及整形專門書，在日本國非常注重人口老齡化，所帶來的許多慢性疾病與痛苦的醫療支出，相對的政府與醫療單位在整合醫療的目標，希望達到如何降低罹患疾病與控制疾病品質。追求美麗與年輕，相信是日本大多數人在日趨競爭的社會體系下，所需具備的競爭條件！張大力醫師在日本東京昭和醫學中心的進修期間，相信對日本的醫療留下許多完整的醫學資訊，我很榮幸受張大力醫師邀請分享日本的美容抗老趨勢。

在日本，最常見的抗衰老方法，是美白治療。美白一直是日本是最流行的抗衰老治療，在日本面部的美白是非常受重視，這可能是由於電視廣告中各種化妝品保養品等，強烈播送帶來的影響；第二是美國肉毒桿菌除皺治療，能處理面部因老化產生的皺紋，如皺眉紋、魚尾紋、抬頭紋等；第三是拉皮手術或其他療法，部分面部老化下垂結構和皮膚筋膜層的鬆弛，須做手術才能確實改善結構，若希望效果能顯著且更持久，我建議拉皮整形的是較好選項。

日本老齡化趨勢，在日本是非常重視的議題，抗老化導向工作的醫學美容也一直在增加，這表示，抗老化醫療及美容是流行的長期指標。抗衰老治療，在日本國醫療美容有應用再生醫學療法，在未來的發展亦將有更多的運用，日本有些派別也使用某種形式的幹細胞再生法。無論哪一種方法，醫師的專業性來診察決定治療的內容！

日本美容外科學會專門醫
抗加齡醫科學會專門醫
鈴木芳郎院長

快速老化的人，善待身體找回屬於你的健康！

三高是指高血壓、高血糖、高血脂，這三項也是衛生署公布十大死因前幾名，別以為這是年長者的問題，不論你現在幾歲，看完張醫師的抗老化書之後，現在就要開始預防，因為三高對健康影響相當深遠，國外研究報導，三高與罹患心臟腦血管及腎臟病變機率大增好幾倍，從張醫師書中提到從抗氧化食譜、減壓運動，都是很好的保養方法！每天忙碌的工作，從看門診、做心導管、照顧住院病患等，除了必要的藥物治療之外，身為心臟科醫師，我認為運動處方更是重要。

張大力醫師書中從「拒糖」療法等概念談起，舉出許多能應用於生活抗老的健康對策，深入淺出，其中的抗氧化食譜對心臟病人也適合，最新研究發現，每年一到三月三高的併發症以中風人數最多。我認同書中這些抗老化的理念，多補充抗自由基的營養素與食物，可降低罹病的風險與併發症，其實「永保青春」與「永保健康」都是來自健康的抗老化生活。

老化是必經的過程，因此不管是什麼年齡層的人，都該學習如何健康養生抗老。特別是所有與疾病纏鬥的人，因為疾病是老化的高危險群。其實，只要願意改變生活習慣，就能夠擁有理想的年輕活力與健康，原則上最好在器官尚未退化或老化時就做好預防，雖然醫藥發達，但是無法完全靠藥物治療，除了定期與專業醫師諮詢之外，重要的是從自己的生活做起，才是預防疾病的根本之道。

新光醫院心臟內科專門醫　陳隆景醫師

自然老化的殺手：紫外線與無所不在的有害物質

人類的老化及慢性病變，都是受到生活型態改變及環境污染的影響，除了面對自然老化過程的威脅，慢性疾病及癌症等病痛，更是在老化退化的器官功能上扮演著最後的一根稻草。面臨老化的威脅，應如張大力醫師所提及，以積極正向的態度去預防和面對老化。

預防老化可以有效延緩器官退化，並擁有較健康的身體，了解尖端醫療的抗老化醫學美容，不只是回春抗老，更是可以得到健康。以我身為皮膚科醫師而言，除了面對美容回春的需求之外，有更龐大的族群是皮膚的病痛與病變，其來由如目前癌症治療方式大多仰賴手術、化學治療以及放射線治療；其中「化學治療」有如玉石俱焚的地毯式轟炸，把好、壞細胞都殺死，容易產生嘔吐、掉髮、白血球降低等副作用。

標靶治療藥物雖為癌患帶來希望，但其療效非百分之百。有些人只延長幾個月壽命，花費卻高達幾十萬、上百萬元；部分患者也會產生腹瀉、高血壓、心律不整、疲倦與虛弱等副作用，因此並非所有患者都適用。皮膚是人體表面積最大的器官，標靶藥物在干擾腫瘤細胞生長時，皮膚角質層常出現異常反應，雖然大部分並不嚴重到危及生命，但有時仍影響生活，抗癌治療因此被迫中止。

癌患最常見的是痤瘡性皮膚變化。大約有三分之二的病患會在臉部、頭皮、前胸、後背出現有如青春痘般，又痛又癢的皮膚紅疹；在臉部雙眉或鼻周會同時出現脫屑泛紅的脂漏性皮膚炎。多數會在服藥兩週後開始出現相關症狀。甲溝炎也很常見，磨擦後極易出血。使用凡士林或者護手霜來保養指甲及周圍的皮膚，但出現紅腫後，就需要給予口服消炎藥、抗生素及外用藥膏，若有肉芽組織就須電燒或硝酸銀燒灼的局部治療。特別值得注意的是，服用這類的標靶藥物會影響皮膚毛囊，髮質會變脆，頭髮生長速度變慢，有時甚至掉髮，有些患者會由原本的直髮變成捲毛，睫毛變翹變長。

癌症的治療相當辛苦，在患者標靶藥物的治療期間，身為醫師總是希望可以協助患者度過抗癌的病痛路程。在治療諸多臨床經驗中更是深深體會預防醫學之重要性與必要。

很高興張大力醫師在從醫的過程中，願意把人類該如何抗老化，及一生中最重要需了解預防醫學的重要性，在他百忙之中與讀者分享，書中的內容，對皮膚的老化，及內在系統老化的危險因子相關性有詳細的說明！

台北長庚醫院皮膚科主任　楊志勛醫師

身為胸腔外科醫師，如何預防及降低每天無形對肺臟的傷害？

每天的臨床經驗，看到的大都是疾病的過程與併發症，在臨床上的治療往往無法根治許多病症。使用抗生素到癌症標靶用藥，藥物的併發症往往也是治療期間需要去克服的！

張大力醫師的抗老化論，在現在的生活中，適合從小到大不同階段。從小就建立正確的生活飲食，建立好氧化防護系統，才能對抗外在許多自由基的破壞！

如何改善環境降低自由基的侵害？

人每天平均吸入一萬公升的空氣，相當於十三點五公斤，人一天約有八成以上的時間待在室內，研究指出：室內空氣比室外空氣還髒，若無抵抗與建立防護的措施，是很難抵抗外在與內在的自由基破壞。根據醫學期刊 Thorax 的報導，荷蘭研究人員根據三千名四十到六十九歲芬蘭、意大利和荷蘭三個國家男性的長期研究，指出常吃水果青菜的人，因為吃進了天然蔬果中豐富的抗氧化物，所以保護了肺部的機能，讓肺功能明顯地變好！

張大力醫師書中許多章節，從內到外的抗老化與內服和外用的治療對策，生活中的抗氧化食譜之外，更重要的是如何正確地建立全方位抗氧化系統！

以我臨床經驗中，生病的肺部族群非常廣泛，遍布各年齡層，當然，吸煙者的肺機能是最差的，因為香煙中含有很多的物質能促進肺部自由基的發生，對於肺部是很大的壓力與負擔而造成病變！遠離香煙，多吃書中建議的抗氧化食譜，大自然的寶藏天然蔬果所含的抗氧化物，可以改善體內由自由基所產生的疾病，是健康的不二法門！

我的座右銘是：快樂過每一天！心情常顯得樂觀、愉快，凡事都往好的方面著想，腦內就會分泌好的物質；由於其分子結構與嗎啡(MORPHINE)很相似，故稱其為腦內嗎啡。此類物質能使身體細胞返老還童，提升免疫力以防止患病。運動療法可以抗壓、瑜迦、氣功、冥想、等放鬆心情不妨一試。

飲茶是我生活重要的一部份，它不僅是最古老的飲料，它的藥用價值至少有十六種療效，書中SOD——LIKE物質日本長壽茶，及多種抗氧化物的抗老飲食食譜選擇，提供現代人的便利性。神農本草經記載：「神農嚐百草，得茶而解之」。茶有醫療價值，茶葉所含的茶多酚成分即是強效的抗氧化劑，即抗氧自由基物質。現代醫學證實癌症、糖尿病、老化、心臟血管症等與氧自由基有關係。所以茶葉的益處是值得重視的。

馬偕醫院胸腔外科主任　黃文傑醫師

急診室的春天　良好減壓管理找回年輕與活力

「快樂的態度」最重要！身為急診科醫師面對形形色色急症的病患，心中總有許多感觸，除了常見的三高、心血管疾病及免疫力、腸胃道不適之外，現代人最大的問題是情緒不平衡，導致失眠及壓力評估異常。我的好朋友張大力醫師，在日本昭和醫學中心進修期間，從日本精緻文化到醫療美學等，每每與他分享醫療新知，才更了解張醫師所提倡的身心靈 3C 抗老化！

以我的臨床經驗為例，單純身體出了問題，可以透過各種治療的方式改善，唯有精神壓力，而導致讓身體呈現情緒不平衡狀態，卻是難以靠藥物或治療方法醫治。在門診經驗中許多求助的病患，常表示自己因為器官老化而易造成身體勞累，甚至是無法入眠，希望我能開些活化身體等處方給予治療。現在的醫療生態求診病患年齡層一直下降，讓我有感而發，很多患者需要助眠的藥品幫助才能入睡，張醫師常提到的身心靈抗老才能均衡，愈來愈多人因為精神壓力而造成賀爾蒙、內分泌失調，進而影響到生活品質甚至引起外觀提早老化，而年紀越大的人對壓力就越敏感。我建議保持一顆年輕的心，讓自己隨時處於好奇的狀態去接受新知，如此能活化老化的腦細胞，相對的身體也會變得更有精神和健康。根據美國研究所針對五十歲～七十二歲做研究，發現中高年齡層的腦中神經細胞有再生現象，之後也有持續增長的相關案例。所以保持知性的觀點是健康長壽者的共通點。

張醫師提到壓力是危害健康最大的原因之一，也是抗衰老療法的大敵，因此適時的紓解壓力是很重要的。平時應有充足的睡眠、適度抒發心情管道、運動、多接觸新事物等，都能有效避免囤積壓力和預防老化。在本書中有更多詳盡介紹身心靈抗老，和避免壓力對策相關的介紹，可以循序漸進了解老化密碼，避免快速老化所帶來的不適！

澄清醫院急診醫學科　劉祐睿醫師

日本醫學重視「預防」才是根本之道

張大力醫師自序

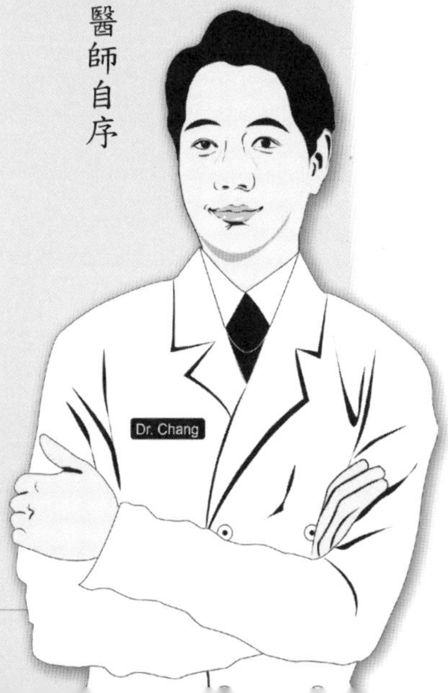

身為醫美科醫師，最多人問的問題是，要如何才能凍齡不老？

其實抗老化，最簡單的方法，就是——拒糖。因為糖化反應是老化的隱形殺手。

「真的嗎？保持年輕就這麼簡單？」乍聽之下，許多人一定會有這樣的疑問。依據我從醫多年經驗，可以肯定的告訴您，是的！只要能抗拒糖的誘惑，你就能抓住青春小鳥的尾巴。

為什麼我會這麼說呢？

近年國人的十大死因：惡性腫瘤、腦血管疾病、心臟疾病、糖尿病、慢性肝病及肝硬化、腎臟疾 病、高血壓等等，全部都是慢性疾病。而形成慢性病的關鍵就是──「糖化反應」。

因為糖化反應，生理系統逐漸失靈，一開始是肥胖或代謝症候群，衍生出各種慢性病。例如糖尿病，就是血液中的糖分太高，衍生出許多不良的代謝產物，逐漸導致體內器官失去作用，嚴重甚至死亡。可怕的是，原本這些狀況是中年或老年才發生，現在則提前出現在小孩與年輕人身上。

現代醫學進步，各種疾病預防方法日新月異，人可以活很久，平均壽命由四十歲大幅增加到七十五歲。全球超過百歲人瑞的數目成長將近十倍。美國國家統計局的預測，到二〇五〇年，美國百歲人瑞的總數將破百萬。但活得長不是問題，問題是活得長久而沒有病痛、活得有品質，是現代人追求的目標。因為地球暖化、各種環境賀爾蒙的濫用、飲食的失序及心靈的壓力，擾亂正常的生理機制。老化已不再是單只外表上的變化，更重要的是內在器官的退化及疾病癌症的危機。

所以，別再以為自己年輕，就可以不用注重身體的管理，因為老化與年齡並沒有絕對關係。

日本醫學重視「預防」才是根本之道。不過，社會上這麼多慢性疾病的發生，主要還是因為糖分促進細胞老化。老化與慢性疾病之間是因果關係。探討老化所產生的慢性疾病，必須由食物供給的角度及良好正確的生活習慣說起，尤其是抗老化，更是要從小做起，首先降低體內不必要發生的糖化反應及脂肪囤積（良好的卡路里管理），中老年後的慢性疾病將大幅降低。

日本研究指出，抗氧化系統與老化和壽命之間都有關係。人體抗氧化防禦系統缺乏或減少，會出現提早老化的症狀及慢性病變，壽命較短，不曉得大家是否發現，歐美國家的人，看起來就比較老，有研究統計指出，先天基因是一個原因，另外飲食、生活文化也有很大的關係。西方飲食多為速食，例如美國，隨處可見漢堡、薯條、可樂等等高糖、高油分的食物，導致肥胖、代謝及分解的能力變差，細胞快速老化，罹患乳癌、糖尿病、心臟病、動脈硬化……等疾病的機率也較高，因此歐美人士外貌看起來會，普遍比亞洲人老許多。所以最新的醫療資訊指出，醫學進展快速，藥物不斷研發與改良，但是沒有任何疾病可以完全治癒，前瞻性的研究指出，抗老化醫學是預防老化的醫學，抗老化目標是正向接受老化過程，同時了解醫學資訊正確的生活方向，延緩器官老化及改善病變與死亡率。

但是現在拜於全球化的趨勢，東方飲食漸漸西化，高油高糖的速食，在亞洲國家也是很普遍，癌症、糖尿病等慢性病死亡率就越來越高，這是不可忽視的問題。再不注重生活飲食習慣，不只會讓老化越來越快，中老年的生活品質，也會因疾病纏身而痛苦不堪。

我的日本老師及朋友南雲吉則醫師，他在日本極為暢銷的幾本書像《神奇的牛蒡茶》、《不生鏽的生活方式》等，書中強調抗老化的第一步，就是正確的生活觀念。他甚至用個人減肥經歷，讓民眾看到減肥前後的驚人差異。

其實人從出生就邁向衰老，而且三十歲後，還會加速老化，人體器官多數以每年百分之六點二五速度衰退。抗老化的基礎在於「保持年輕的狀態」高齡者即使積極抗老化在現實上也不可能恢復成三十歲，不過「看起來比實際年齡年輕十歲這個目標應該是可行的」，年輕的身體是由年輕的身形（體態），年輕的表現（活力），健康的機能（姿勢）共同組成的。抗老化不只是針對臉部的下垂，內部的老化程度遠遠比臉部老化嚴重，這些可以從血管年齡、骨骼肌肉年齡、賀爾蒙年齡，皮膚年齡等來達到理想年輕化。如何逆轉青春，變成富豪高官人人追逐的重要課題。

因為現代人生活步調緊湊、快速、壓力大，多數人可能不到四十歲就出現焦躁、經期不順、容易感冒、失眠等現象，有這些問題的民眾就要注意了，因為你已經走上老化的行列。藥師公會、民間團體常邀約我主講抗老化之道，我開宗明義的破題通常是，抗老化：拒糖，改變老化的腦袋。

市面上講抗老的書籍滿天飛，連非本科的醫事人員，儼然也成為電視台全科別的專家。其實根據個人多年案例結論，想抗老，就要先知道老化危險因子才能對症下藥。請先向專業的醫師諮詢學習，如何避開老化威脅成功抗老。當心很多疾病早期症狀不明顯，很難發現，許多人任由高濃度的自由基無聲無地侵蝕身體全身大小血管，等到出現併發症，才知殺傷力，日本最新科學證據指出，長壽指標與低體溫、低胰島素血症高的 DHEAS 血液及減少抗氧化防禦系統的氧化傷害都會有關。

Part 1

促進老化的危險因子

糖化作用（glycation），對人體的影響非常巨大，
這是近年來研究老化的主要標的。
而且成為許多老化疾病的主因：
包括動脈硬化、心臟衰竭、白內障、阿茲海默症、糖尿病併發症和皮膚提早老化。
在討論抗老化的同時，想要下半輩子有尊嚴、品質的健康生活，
減緩糖化作用，是根本的長壽之道。

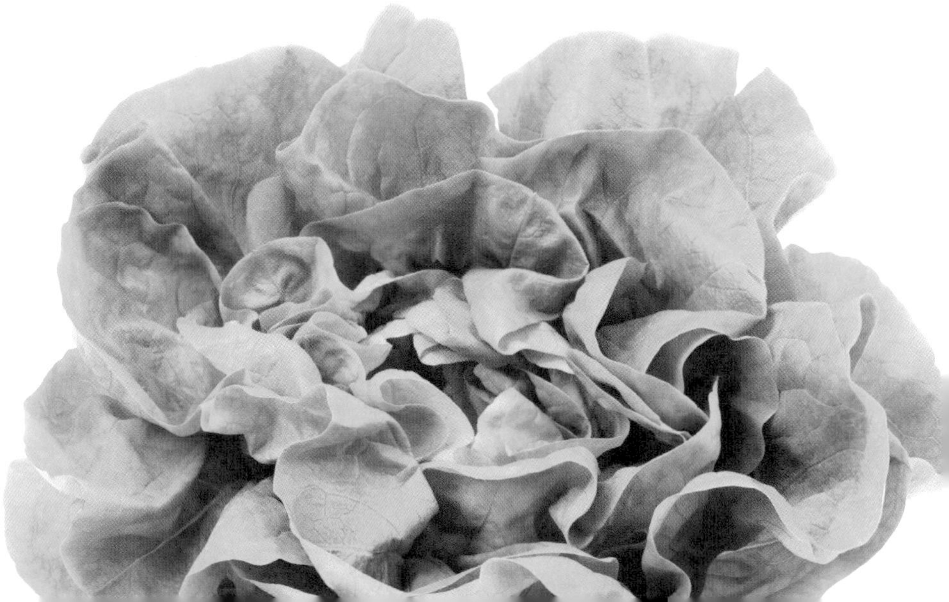

01 糖化反應

老化第一殺手

在日本抗加齡醫學中，老化評量法透過診查評量身體機能、年齡及老化危險的因子。機能年齡方面：腦血管，心臟，神經系統、賀爾蒙內分泌、骨骼肌肉比例等檢查，危險因子方面：免疫機能、氧化壓力、身心壓力、糖化壓力等項目檢查。

日本研究指出：掌握危險老化因子，做好對策及建立正確生活態度及飲食習慣，可以成功抗老化延長壽命。

為什麼我會在一開始就強調拒糖？如果你非吃甜食不可，那可得好好讀讀這本書，了解糖化的可怕，或許可以讓你下定決心，抗拒甜食。尤其是從小做起，在兒童，糖化反應易使

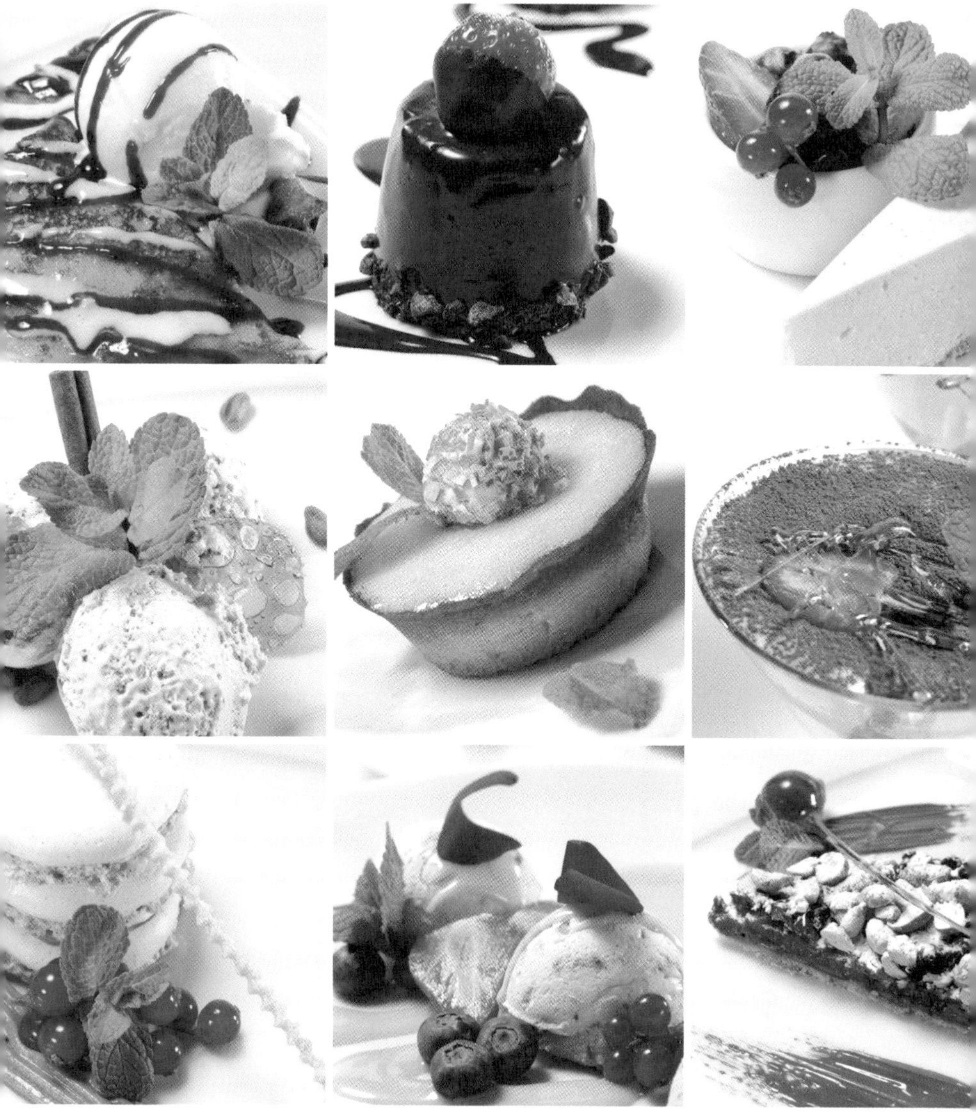

兒童暴躁易怒。

糖化作用（glycation），對人體的影響非常巨大，這是近年來研究老化的主要標的。國際文獻都提到，糖化作用是許多老化疾病的主因：包括動脈硬化、心臟衰竭、白內障、阿茲海默症、糖尿病併發症等風險增高和皮膚提早老化。糖化會使皮膚失去彈性，在血管內沉著有害物質，而使身體器官大小血管的慢性病變及危險的併發症為腎病變、神經病變、視網膜病變。

簡單來說，糖化作用是由於食物中的糖和體內某些蛋白質結合後，造成蛋白質結構特性變酸化，要是血糖太高，糖的分解物和蛋白質結合，產生化學反應，會引起人體循環不良，讓體內的酸素增加，產生身體機能障礙。蛋白質也會含有較多的酸化物質，讓脂肪酸增加、體質酸化；體質一旦酸化，細胞就衰老，最後導致細胞被破壞然後老化，所造成的損害是無法挽回的（就像水煮蛋無法回到生蛋）。

一旦體內蛋白質被糖化便無法修補，身體組織就會愈僵硬缺乏彈性，這樣你的心臟、眼睛、皮膚等器官無法保持彈性、發揮正常功能。皮膚失去彈性，纖維蛋白細胞減少，我們的臉部，身體皮膚開始產生皺紋、呈現老態；而所謂血管失去作用，就是俗稱的血脂肪或是膽固醇過高、血管病變、脂肪血症。更糟的是糖化蛋白質會開始製造「高度糖化終產物」（advanced glycation end products, AGE）細胞毒素，它是一個代謝脂肪，並不是真的毒素，不過大多數都還是不好的物質，當它與細胞結合後，會產生大量自由基，形成發炎現象。

當然，完全不攝取糖份，幾乎是不可能的，糖能維持我們人體基本所需。

但是，我寫這本書的目的是告知民眾，糖存在體內過多，實在不是一件好事！我周遭也有幾個要好的醫師朋友，因為長期門診開刀生涯的摧殘，導致忙碌、壓力、飲食不正常，不幸罹患糖尿病，一但身體無法有效控制血糖濃度，嚴重時還會導致其他併發症像心臟、腎衰竭和白內障，必須終生嚴格控制飲食，真的讓人不勝唏噓。

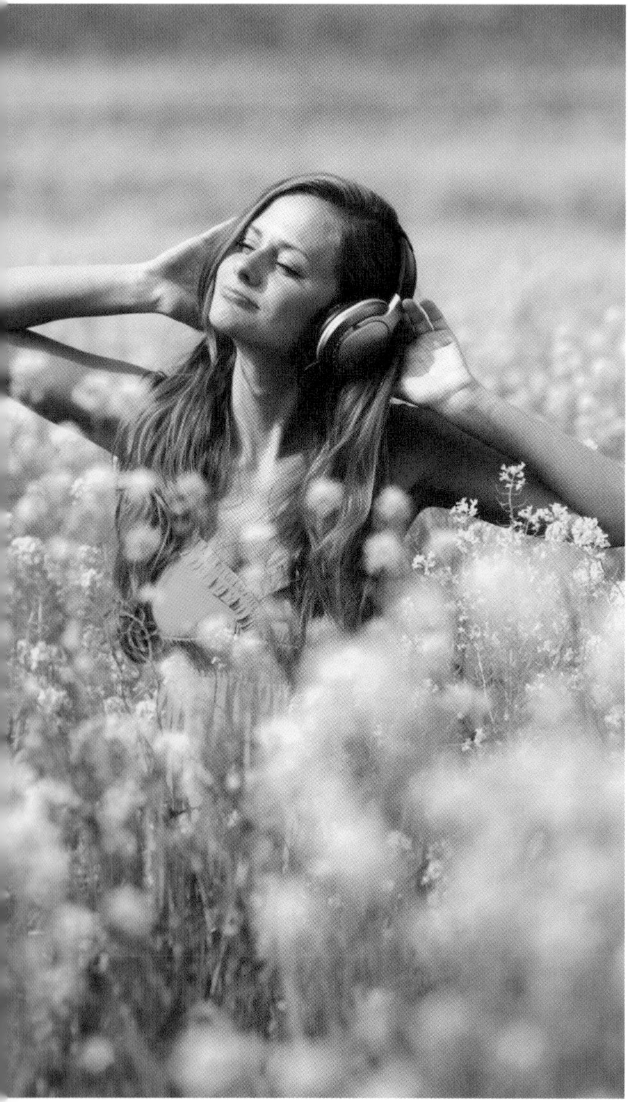

無論糖尿病或相關慢性病，糖化作用都是主因。拜科學醫藥發展所賜，人類是越活越長壽，在討論抗老化的同時，想要下半輩子有尊嚴、品質的健康生活，減緩糖化作用，是根本的長壽之道。

02

您不可不知

自由基促進老化 讓您變老變醜

報章雜誌有很多自由基的報導，相信讀者對這個名詞都不陌生，但到底什麼是自由基？對身體又有什麼影響？很多人就說不出個所以然了。

學界都說自由基（free radicals）是老化的罪魁禍首。究竟它是誰？如何產生？

基本上原因有兩個，一是人體生理運作所產生，另一個則是外在環境不良因素。

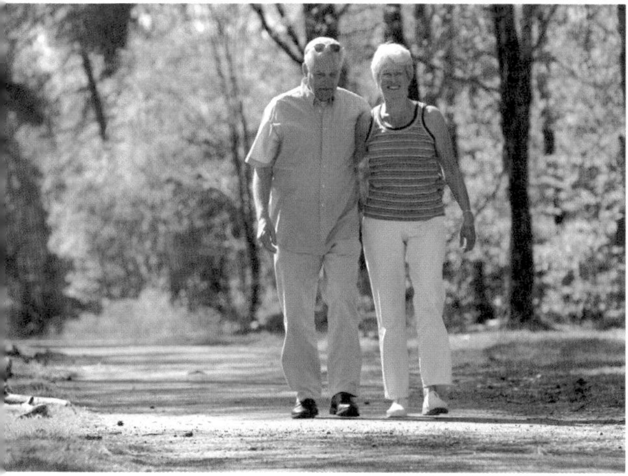

自由基的危害

太多的媒體資訊都說，自由基會對人體造成很大的危害，但它無色無味也碰不到，許多人活了一二十年也沒生什麼大病，那到底自由基會有什麼樣的傷害？

不要以為沒生病就是健康的。現在很流行一個名詞——「亞健康」，意思是，你可能常常覺得疲累、焦躁、情緒低落、肌肉酸痛、容易感冒，但去醫院檢查卻查不出毛病，那就是「亞健康」，介於健康與生病之間的灰色狀態。現在

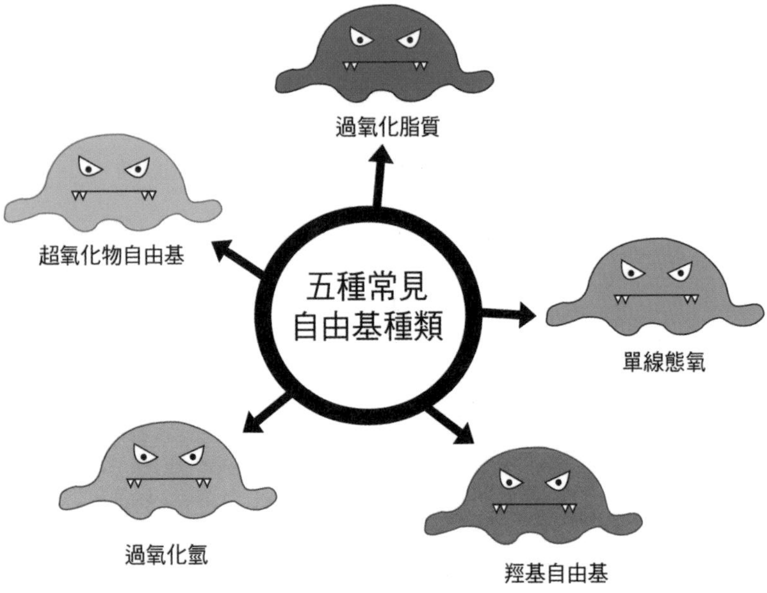

大部分的人都是這種狀態，要注意，很可能是慢性病的前兆。而追究原因，常常是因為長自由基不能正常排洩造成的。

研究指出，大約至少一百種以上的疾病，是與自由基有關。自由基接二連三的破壞細胞，侵襲肝臟、肌肉等器官，會直接影響基因，可能導致突變，產生癌症或血管硬化、心臟疾病、痛風、糖尿病、關節炎、白內障、免疫系統失調等疾病，自由基在無形之中會氧化細胞膜上的脂質，使養分無法進入細胞內，造成細胞壞死；攻擊蛋白質，令蛋白質失去功能，引起病變；也會破壞DNA，加快破壞的速度，讓細胞來不及再生，你就會老化的越快。長期下來，結果就是發生各種慢性疾病和老化，甚至致癌。

對抗自由基，最重要的是正確的生活習慣及提升抗氧化防禦系統功能。日常生活中戒煙（拒絕二手菸）、固定及規律的運動，有空的話多去戶外活動，少吃肉類和油炸食物，多補充食用抗氧化食物，像是維他命A、C、E胡蘿蔔素及黃酮類等；電器如果沒有在使用就把插頭拔掉，遠離電磁波的干擾；養成良好的睡眠習慣，作息規律，自由基就沒那麼可怕了。

後續章節也會一一介紹，如何提升抗氧化力的各種方法。

人體生理運作

人體的新陳代謝就是氧化的過程，自由基是代謝作用產生出來的東西。

為維持正常運作，人體必須製造有用的物質，就會產生自由基。另外，當有外來病毒、細菌進入人體，白血球就會製造自由基去吞噬它們，所以當身體產生發炎時，體內也會有大量的自由基。

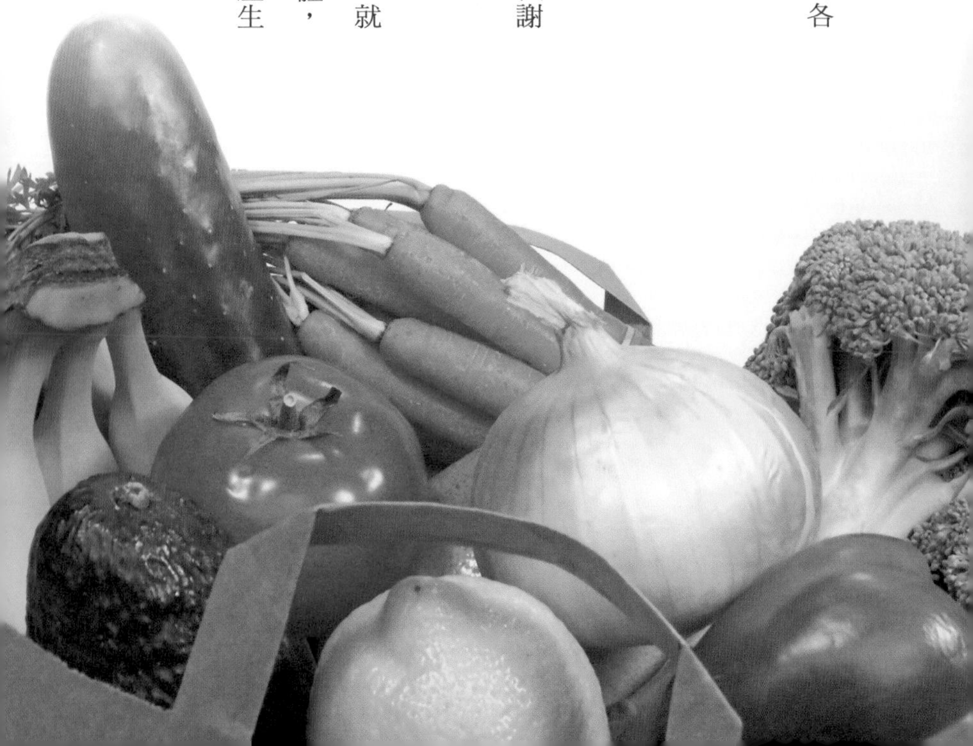

外界環境影響

外在環境所造成的自由基，有許多是無法避免的。我們無法改變大環境的汙染，也無法躲避紫外線的無所不在，甚至市面上黑心食品氾濫，防不勝防。國內外許多文獻報導自由基的壞處，避免內外自由基的影響，才能預防老化。

外在環境汙染，如飲用水、空氣的汙染、土壤的汙染物、殺蟲劑被人體吸收之後，都會產生自由基；又如輻射線、紫外線、電磁波的照射，及過度使用藥物、食品添加劑、農藥、抗生素濫用、抽菸、二手煙、炒菜油煙，過度勞累、熬夜、壓力都會產生自由基。

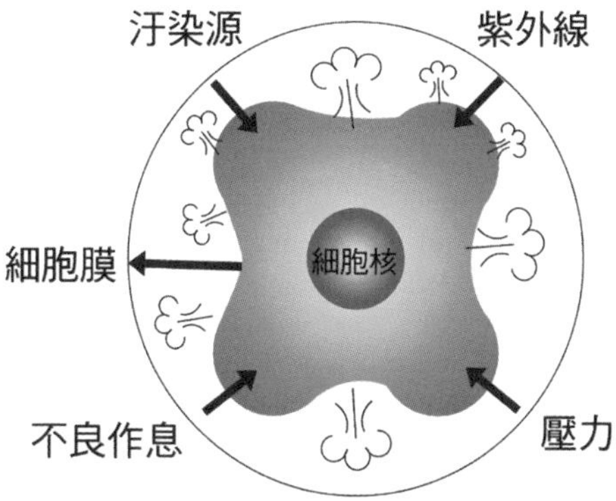

氧化細胞受損圖

03 壓力催人老：負面情緒會影響內分泌系統

現在人壓力非常大，工作、家庭、功課、甚至連續劇劇情，都有可能是壓力來源，若長期處於壓力中，會對我們身心健康造成很大的負面影響，是健康的隱形殺手。

每個人都希望減輕壓力，在這之前，得先知道自己的壓力是從哪邊來，才能有效解決。

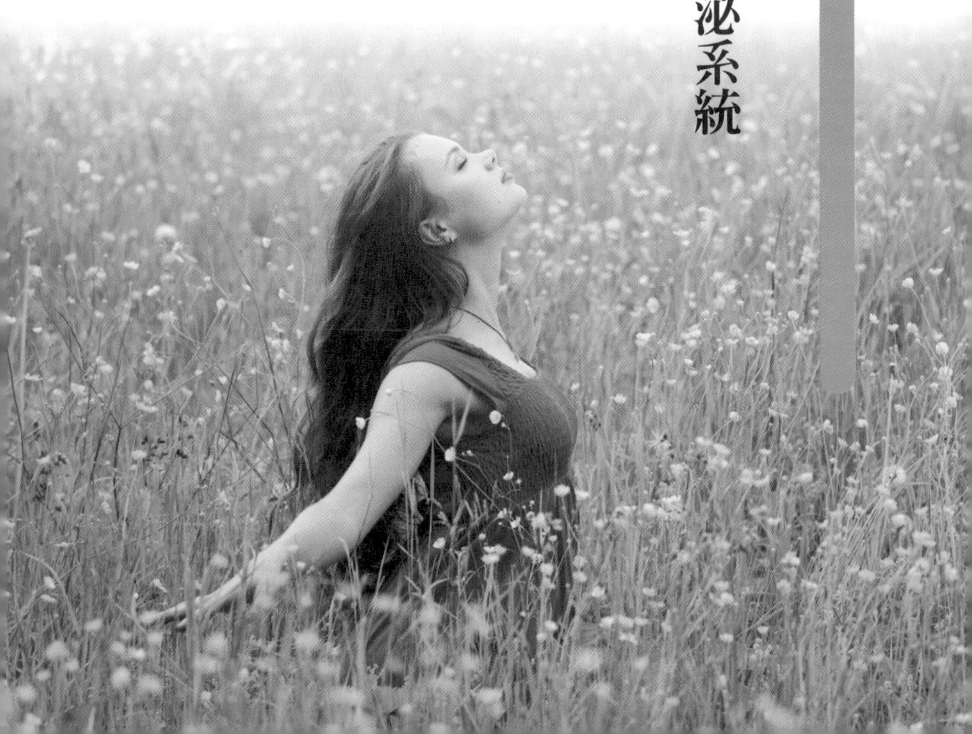

可怕的疾病源自壓力：情緒排毒

因為壓力讓免疫系統失調，也會造成各式慢性病。

生病的人會讓生活步驟大亂，而且壓力源大小強度，和疾病嚴重程度與年齡有關。一般親人往往只注意病人的身體，而忽略了心理狀態，或是無力解除病人真正壓力，所以常會衍伸出其他病痛，甚至造成腫瘤相關病變。

內心的衝突，是另一個壓力來源。囿於生活壓力；而生活不盡如意事情太多，內心中所要做的決定愈重大，壓力也就愈大。

家人之間的關係是最親密的，可是一旦發生衝突，也最傷人。現代人被謔稱為三明治世代，身為父母，養小孩是一筆龐大的開銷，再加上要奉侍父母，家中的經濟重擔全落在身上。常在社會新聞事件中，看見因家庭而自殺悲劇，可見家庭壓力多麼龐大。父母感情不好，在兒童心裡會留下創傷；家人感情不佳，不論是對成人或兒童，都會造成壓力與情緒困擾。其他如親人生病或死亡，對個人都是重大的情緒壓力。

另外如成人來說，工作壓力恐怕沒有人躲的過，業績、失業或同事之間相處差、什麼都漲就是薪水不漲等種種問題，壓得上班族喘不過氣。而環境的壓力，如噪音。暴雨、不舒服的環境等，也會是壓力的來源。

雖然適度的壓力不見得是壞事，但過大的壓力就會造成影響了。了解壓力來源，就要想辦法解決，不然變成病症時候，就來不及了。

讓壓力找出路——自律神經放鬆減壓

我有個朋友是大醫院的外科醫師，每天穿梭在開刀房中將近二十個小時，劃下的每一刀都攸關病人的生命，這樣巨大的心理壓力，讓她每天都睡不好覺。時間一久，手腳常常麻木冰冷、耳鳴等自律神經失調的現象，免疫力也變得很差，自己是醫生卻常常感冒生病。嚴重甚至會覺得心悸，最後只好轉換別的跑道。

自律神經與免疫系統有密切關係，因為白血球中的和淋巴的作用是由自律神經所控制。人類一旦面臨壓力，自律神經失調，就會讓免疫力下降，所以壓力大、睡不好的人常常會有輕微發燒，或是皮膚出現莫名的皰疹。要避免健康出問題，盡量抒解壓力，不要累積。解決壓力最有效的辦法，就是適當的宣洩出來，讓自律神經放鬆、情緒有適當的出路，血液循環變好，白血球和淋巴的作用正常，抵抗力自然好。

而舒壓的方法有很多，像是找機會向值得信任的朋友、專業的輔導人員說，或參加專業機構辦的團體舒壓課程；或用文字把壓力事件的來龍去脈詳細的寫下來，進一步分析自己，可以隨時想寫就寫，抒發心情，也不怕別人知道。唱唱歌也是不錯的方式，壓力大的時候，大聲唱一首自己喜歡的歌，說不定還會意外發現自己是金曲歌王！有些人喜歡運動，舒壓兼減肥；或是靜靜的看書畫畫，都可以放鬆心情。當覺得喘不過氣了，想辦法放鬆一下吧！

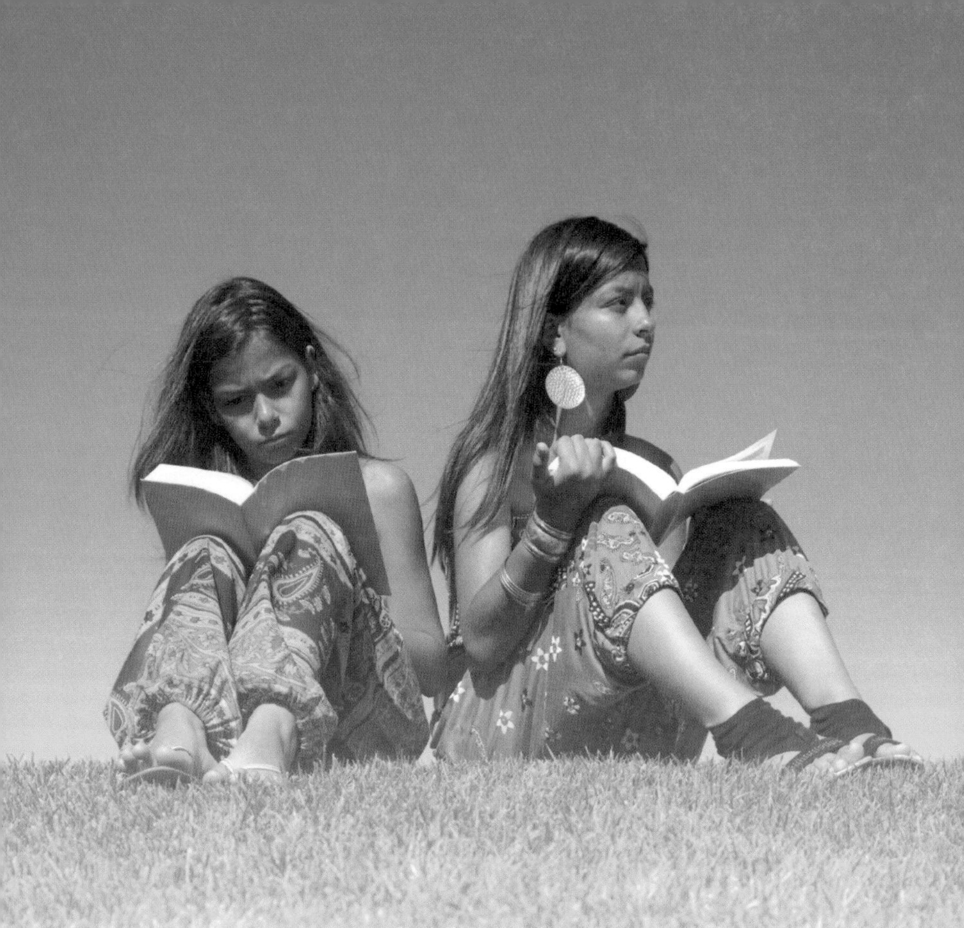

「炸腦族」的老化危機

千萬不要小看壓力。壓力大的人，內分泌激素在身體裏的急劇上升下降，常會精神緊張或失眠、頭痛、記憶力減退，大腦無法正常運轉。現在有所謂「腦過勞」的說法，或是被稱為「炸腦族」。

因為生理或心理過度疲累、壓力過大所造成的用腦過度，他們常會頭昏眼花、理解力和記憶力下降、反應遲鈍，工作效率變低。長期下來，可能會神經衰弱、失眠，嚴重的話會成為精神障礙性疾病，像是憂鬱症、情緒低落，對很多事情提不起興趣，把自己封閉起來不願見人。久了，朋友越來越少，人際關係出問題，心情會越來越不好，形成惡性循環，也衍伸出身體真正的病變。

壓力也會引發身心疾病、慢性病，像高血壓、糖尿病、消化道疾病等。美國研究發現，長期工作壓力大的女性，得心臟病或中風機率高四成。現在也有許多三十到四十歲出頭的職業婦女，提早出現月經遲遲不來、頭痛、心悸、失眠等更年期症狀，但檢查荷爾蒙的結果卻是正常，基本上這都是壓力造成的。

最可怕的地方就是造成免疫體系混亂，降低血液中的血小板，而使人容易感冒生病，打疫苗也沒用。如肺炎疫苗在長期壓力下，就會失去效果。

皮膚會反應身體或心理狀況，壓力大的人皮膚一定不好。如果你粉刺、痘痘狂冒，皮膚

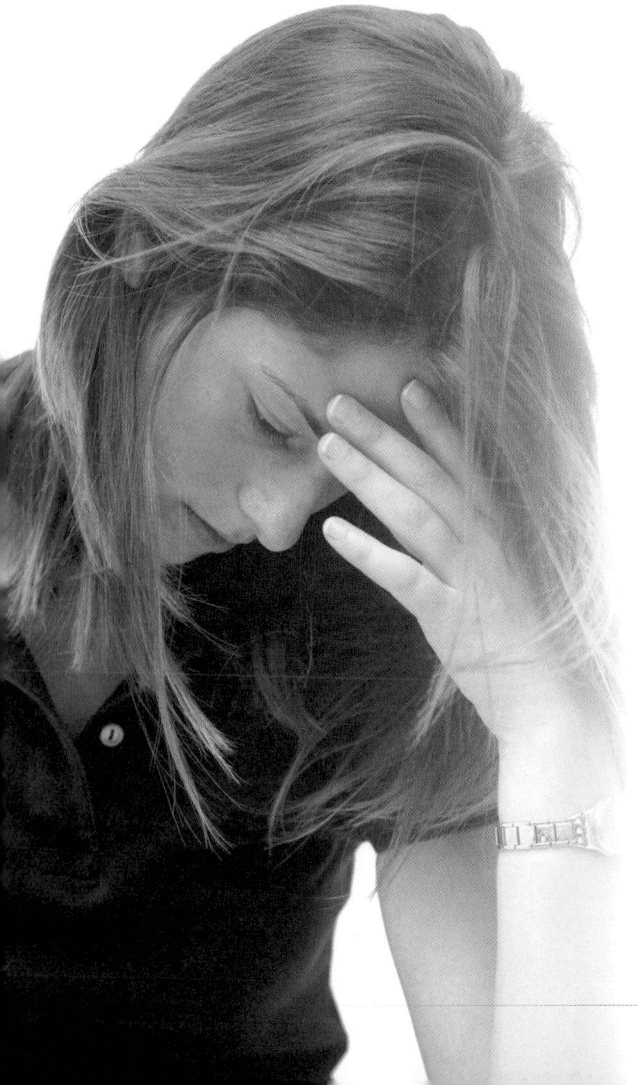

變紅發癢，甚至起疹子或斑點，那就要注意是壓力太大了。在極端壓力下，還可能誘發蕁麻疹或牛皮癬，皮膚的狀況越來越糟。

04

肥胖OUT！

卡路里影響壽命曲線

電視上的明星個個都瘦的像紙片，身材非常好，散發年輕健康活力，讓人欣羨。減重話題現在很熱門，除了因為大家越來越重視外表之外，最重要的還是為健康著想。肥胖的確與遺傳基因有關，像早期傳統的大家庭模式，每餐總是有一鍋焢肉上桌，在我父親那個年代，也覺得吃肉是一種很好的享受，所以有高脂肪的機率也提高不少。

但是肥胖除了是健康殺手，它還是許多慢性疾病的肇因，像是糖尿病、心臟病、高血壓、中風、關節炎等等；胖的人外觀容易老，不少「老外族」三餐在外，吃進嘴巴的都是高油、高鹽、高糖，坐上椅子後，就不想再站起來，這樣的生活不胖很難，面貌不老更難。

瘦不了有害身體

減肥的方法百百種，但有些人越減越肥，有人瘦了又胖，到底是出了什麼問題？我看過不少年輕女生，每天都說要減肥，還煞有其事的到處宣示，一開始很有毅力的實行減肥計畫，無論是節食、運動或是吃減肥藥，通通來者不拒，但過沒幾天就放棄了不說，還搞壞身體。其實只要方法正確，要瘦不是難事。

節食是最多人用的方法，省錢又可以快速看到效果。但節食也是最容易破功的，許多人為了瘦下來，寧可餓肚子，一天只吃一餐。一開始會有點效果，體重下降，可是過了三五天就再也受不了食物的誘惑，吃的反而比之前更多。結果體重又回來了不說，腸胃因為處在極餓或極飽的狀態，反而出狀況。

另外很多人常常因為工作忙，來不及吃早餐，就乾脆不吃，順便減肥。這可是很可怕的！早餐是一天的精力來源，沒吃早餐，可能一整天都精神不振，而且代謝會變差，吃進身體裡

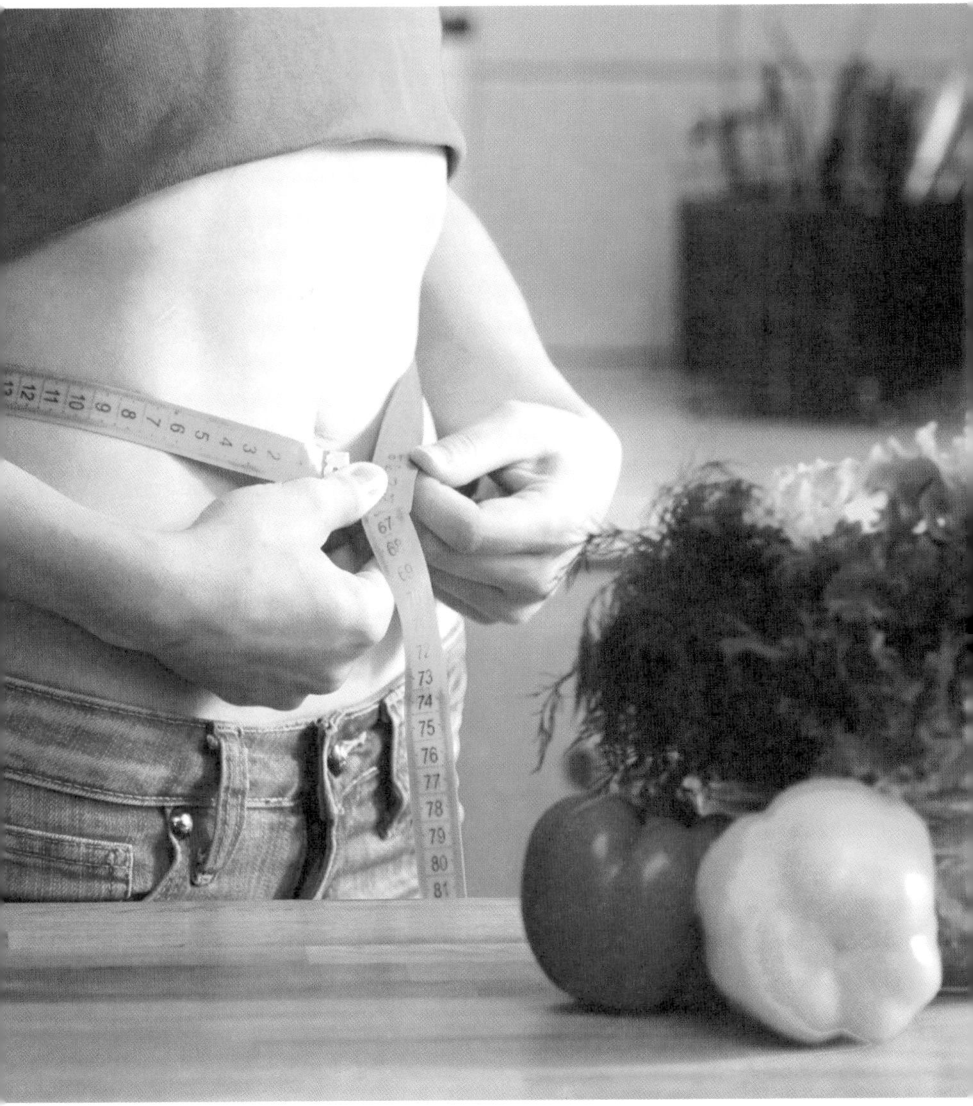

的東西無法排出，就會越來越胖！所以三餐正常很重要，減肥的重點是你吃了什麼，而不是吃進多少。

愛吃甜食的人，一聽到減肥要拒糖就不想減了，或是用沒熱量的人工代糖。但是人工代糖是化學合成物，等於你吃下肚都是化學藥劑，卡路里沒增加多少沒錯，但是罹患癌症的機率增加，為了減肥賠了健康，是划不來的買賣。

市面上充斥各式各樣的減肥藥、減肥霜都號稱吃一下就瘦，或只要擦一擦就可以擁有魔鬼身材，其實大部分都是廣告噱頭。以減肥藥來說，它添加許多化學藥物，例如瀉藥或抗憂鬱藥物，讓你精神亢奮，就不想吃東西；用了之後瘦歸瘦，肝的排毒工作增加不少，還會影響中樞神經，導致人出現幻覺、記憶力減退，嚴重的話甚至危及生命！也有用擦的，說是會燃燒脂肪，但其實是加了熱感劑，只是感覺熱熱的而已，並沒有效果，搞不好還會皮膚過敏紅腫發炎。

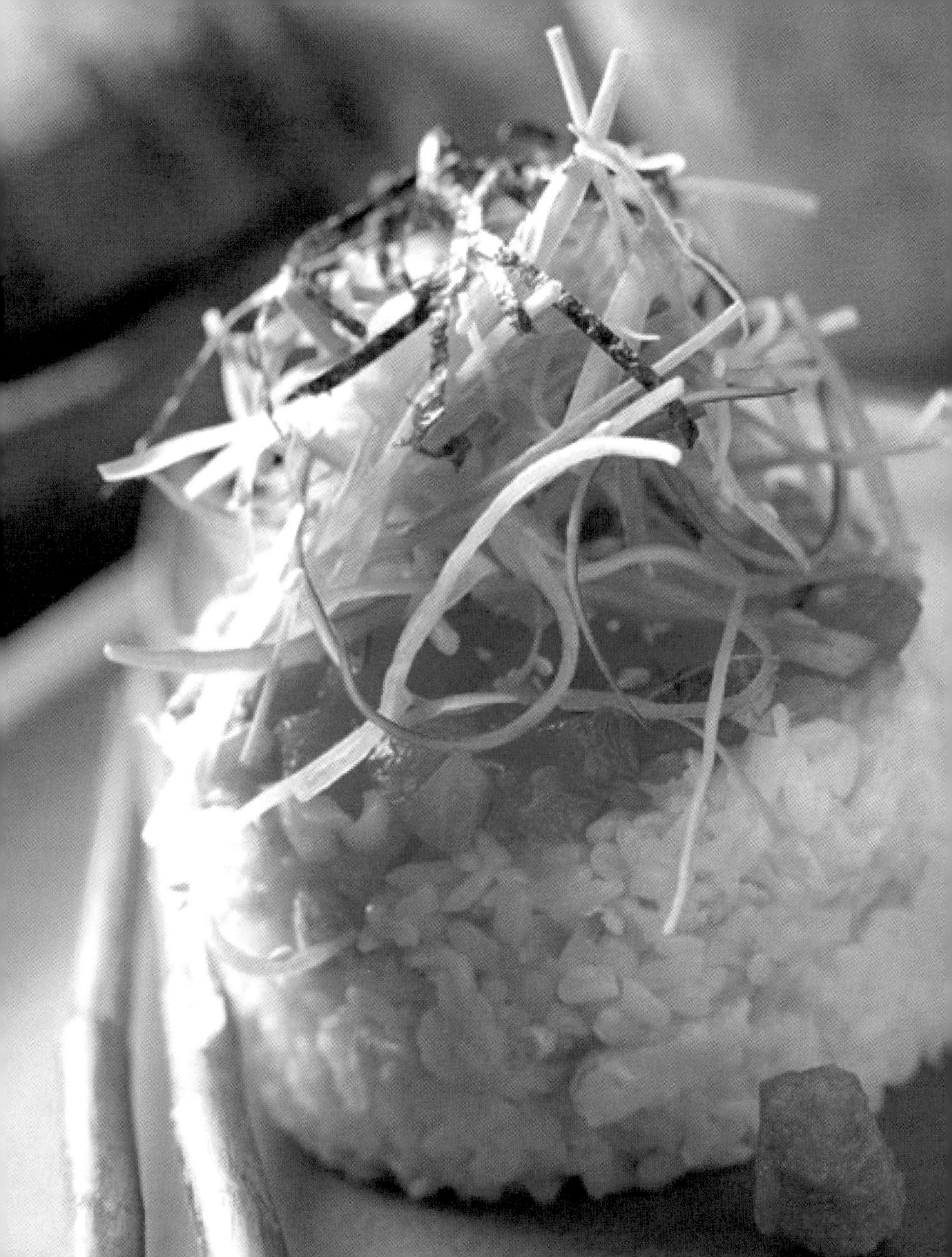

瘦下來也要健康

身體健康是最重要的！大家知道日本人絕大部分都是瘦子，為什麼？因為日本的飲食文化清淡、注重養生，自然不容易胖。減肥是長期抗戰，如果想要快一點，可以找專業的醫師諮詢抽脂或其他相關療程，但最重要的還是規律的生活作息，三餐正常，多吃青菜水果，禁止宵夜零食，有機會就多運動，才能長久維持好身材。

減肥一定要要注意飲食高糖分的問題，就像南雲吉則強調六分飽，加上多走路，就不用擔心肥胖、代謝不足，進而細胞容易老化的問題；但是年輕人為了減肥吃太少，又會影響工作上的表現和心情，同時也失去了活力。

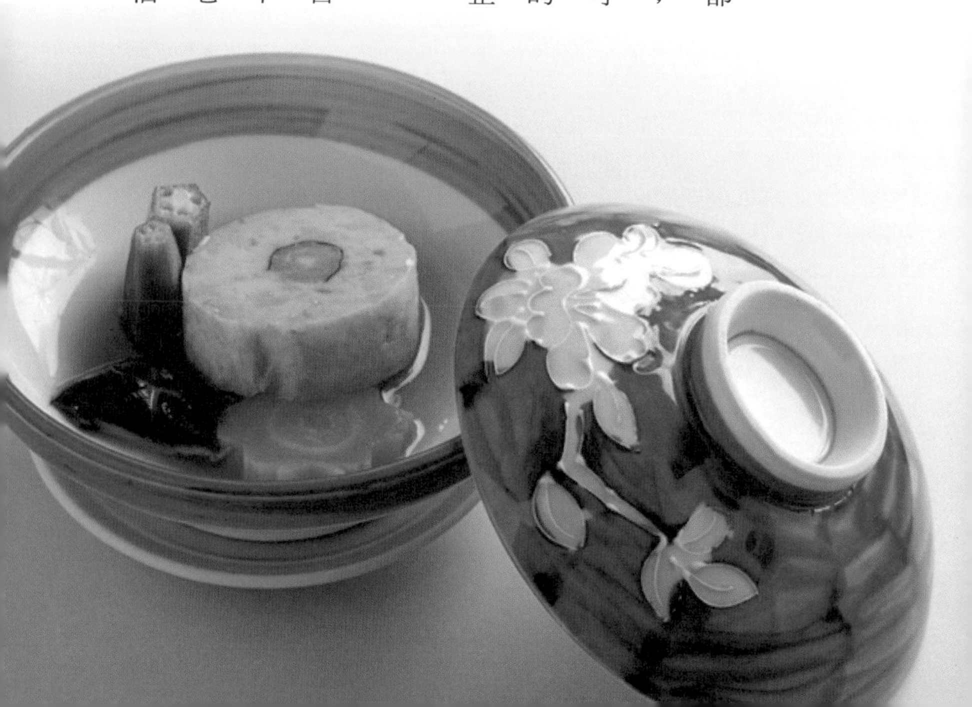

05 紫外線

看不見的老化殺手

夏天到了，這是個盡情展現身材的好時機。最新研究指出，須從幼童約八歲起就開始做防曬。我每天在新聞中，看到許多人穿著清涼的泳衣曬太陽，但太陽這麼大，一不注意，馬上就曬黑甚至紅腫，甚至在陰天也會曬傷。為什麼？這都是紫外線惹的禍！

紫外線（Ultraviolet ray）肉眼看不到，自然存在生活週遭，大致依波長分為 UVC、UVB、UVA。長波 UVA 穿透力最強，可穿透衣服及遮陽傘，至真皮層。曬到的時候，沒有灼熱感，皮膚可能也看不出甚麼變化，但到了一定年紀（有可能是十幾年後），皺紋、斑就會長出來、到時候就很難消去了。UVB 中波的傷害是立即性的。會讓皮膚曬傷、發炎、紅腫、脫皮，時間久了甚至會致癌！短波 UVC 則在經過臭氧層時都被過濾掉了。各波長對人體的傷害各有不同，但是都一樣會破壞皮膚，加速皮膚老化。

我有許多客戶，就是因為年輕時不注重保養，年紀大了黑斑、皺紋紛紛出現，而來到東京風采，希望運用整形美容恢復青春。整形手術的確有很好的回春效果，但提早防護仍是最根本的解決方法。不要因為沒有太陽就掉以輕心，隨時隨地作好防護，是抗老的開始！

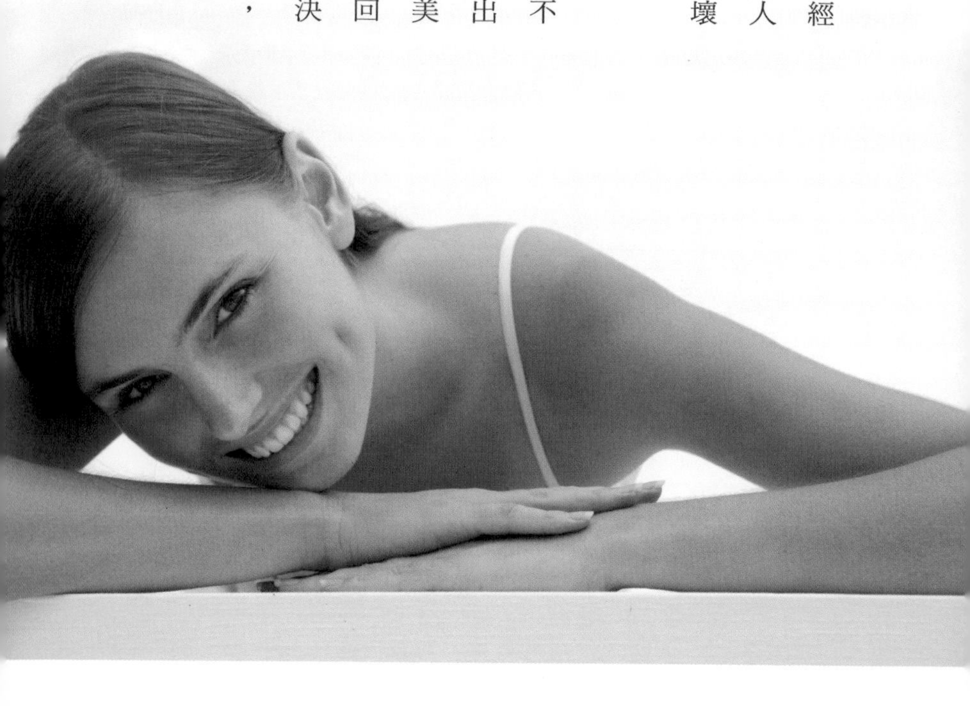

防曬乳的使用重點

看看自己手臂內外側的皮膚，摸起來是不是差很多？因為手臂內側幾乎曬不到太陽，所以肌膚可以一直維持白皙細嫩。再不防曬皮膚只會加速老化。

但是防曬乳市面上千百種，到底要如何挑選？原則上依據個人膚質，選擇係數夠的防曬乳：若本身為肌膚偏油，則需選擦起來清爽的防曬品（例如親水性的防曬乳），若為乾性皮膚，就必須選擇親脂性，才不會一上妝就脫妝。

很多人問我甚麼時候是擦防曬的時機？如果等曬到太陽再擦就太晚了！出門前，便要擦防曬乳。且之後二至三小時補充一次。出門最好帶個薄外套，把能遮的地方都遮住，以免紫外線入侵。以上方法一定要確實執行，遠離紫外線的侵襲，能讓你的抗老計畫進行更順利。

06 重金屬汙染

近年不斷從媒體報導中聽到，重金屬汙染的可怕：像是布袋、安平、七股、大鵬牡蠣含砷；鹿耳門吳郭魚含汞；桃園觀音、蘆竹鎘米污染；黑心玩具重金屬含量過高……讓人心惶惶，到底現在還有甚麼食物可以吃？

「重金屬」是泛指密度超過每立方公分五公克的金屬，已知約有四十種左右。包括：汞、金、鉻、銅、鎘、鋅、鉛。會透過飲食、呼吸或直接接觸等路徑進入人體，非常容易積存在大腦、腎臟等器官，與蛋白質、核酸（DNA、RNA）結合，導致基因突變，影響細胞遺傳，產生畸胎或癌症，也就是為什麼有重金屬汙染的地區，特別容易生出畸形小孩的原因，住在這裡的人也容易罹患癌症。

預防重金屬威脅

現代人要避免接觸重金屬，很難，但目前各大醫療院所，已經發展出先進的檢驗技術，可檢查體內重金屬的含量。

了解自己體內重金屬含量後，最根本的解決辦法，還是要從生活做起。不要吃來路不明的食物；動物內臟盡量避免攝取；早睡早起多運動，將體內毒素藉由流汗排出（尿液無法排出重金屬）才是維持健康之道。

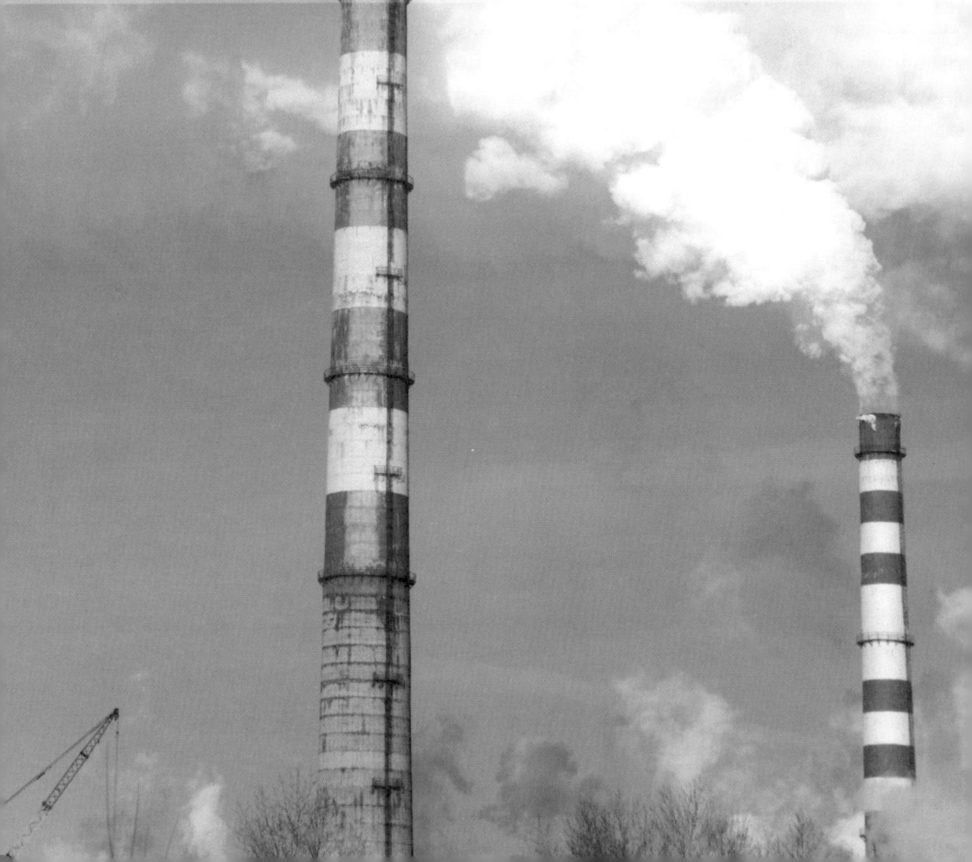

07 環境賀爾蒙

有位客戶，因為乳頭凹陷而來找我做整形手術，但仔細評估過後，發現乳房有些腫塊，情況不太對，便請她去做檢查，結果檢查出罹患乳癌！原來是因為工作太忙，長期吃微波食品、罐裝飲料，又沒有排毒，才讓環境荷爾蒙擾亂了身體機制。

什麼是環境荷爾蒙？這個充斥在生活週遭的東西，又稱為「內分泌干擾素（Endocrine disrupter substance 簡稱 EDS）」，干擾維持人體內正常運作的荷爾蒙。它會由空氣、水、土壤、食物等各種途徑進入體內，對人體產生類似荷爾蒙的作用，干擾本身的內分泌系統運作。

「但是我活了這麼久，也不覺得環境賀爾蒙對我有什麼影響呀！」一定會有人有這樣的困擾。其實，許多人被環境荷爾蒙影響，亂了內分泌系統而不自覺。內分泌系統對人體的影響是緩慢而深遠的，會隨年紀或性別而有所差異；尤其對胎兒影響最大。許多人不理解，為何會生出不健康的小孩，或是自己的小孩會被診斷出過動？原因就出在胎兒發育的時候，環境荷爾蒙會影響生殖系統發育及性別表現，還有中樞神經系統的發展，可能會讓孩童的學習能力低落、無法集中注意力。讓越來越多孕婦，生出兩種性器官的小孩，或是先天神經系統有缺陷的孩子。對於成年人而言，環境荷爾蒙會降低免疫力，你可能會常常感冒，大病小病不斷；嚴重還會引起甲狀腺癌，或是影響生育能力，提高男性攝護腺癌、女性乳癌、子宮內膜異位症的發生機率。

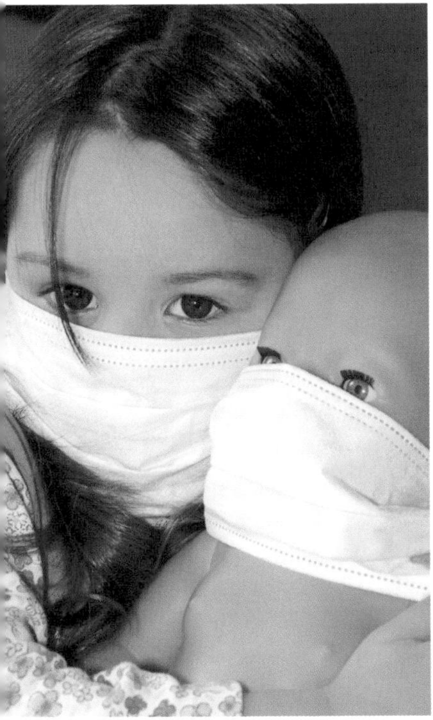

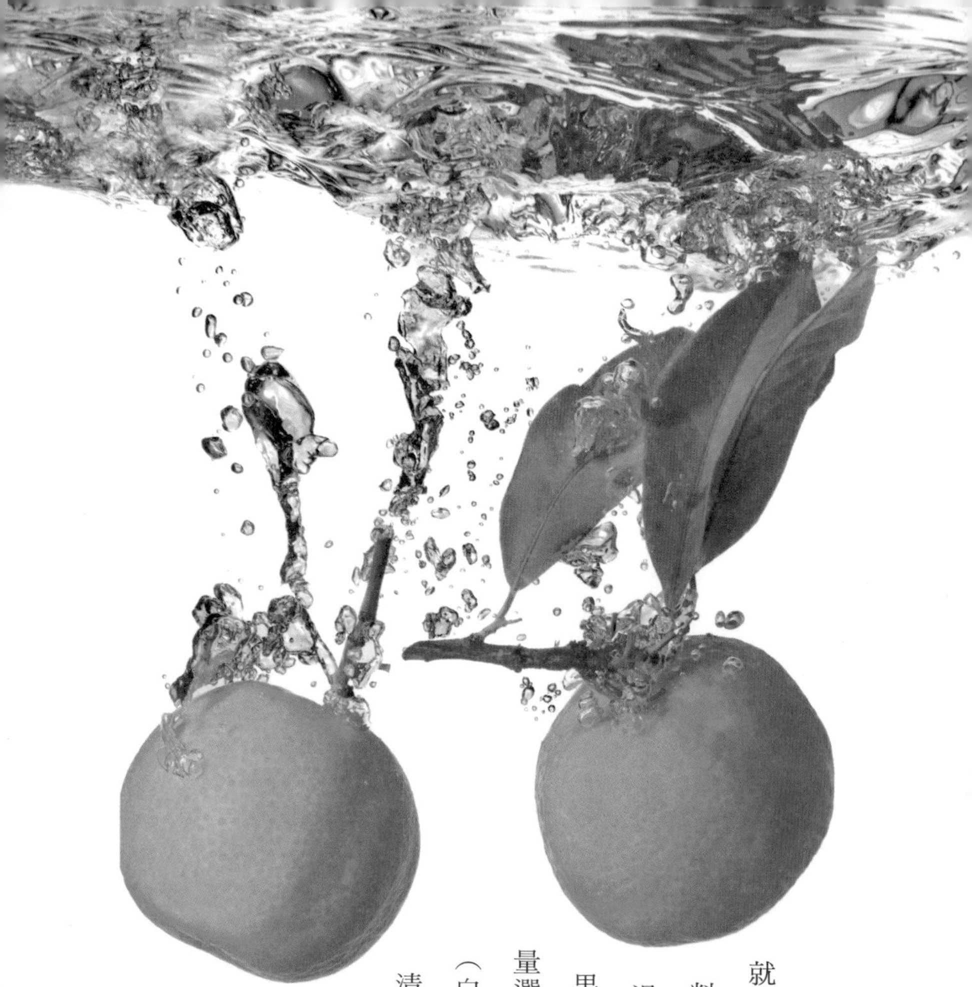

那環境荷爾蒙在哪裡？它就隱身在清潔劑原料、塑膠原料、食物（農藥）當中，透過食物鏈再回到身體內，如果要避免，就不要亂吃，盡量選擇有機無農藥的食物來源（自己種的最好）、食物外皮清洗乾淨，減少使用塑膠容器，像是塑膠奶瓶、免洗碗筷、寶特瓶等等，把接觸的機會降到最低。

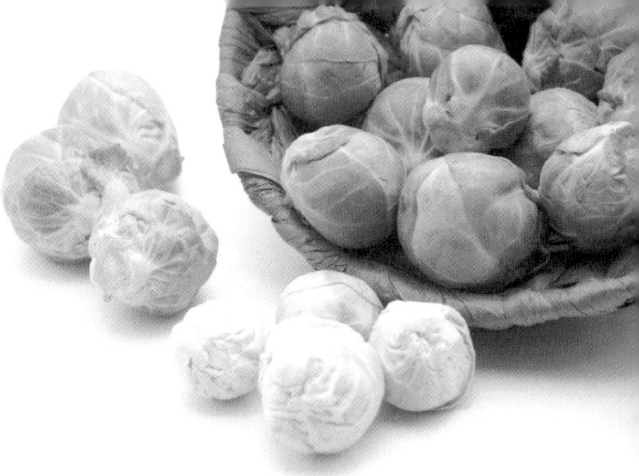

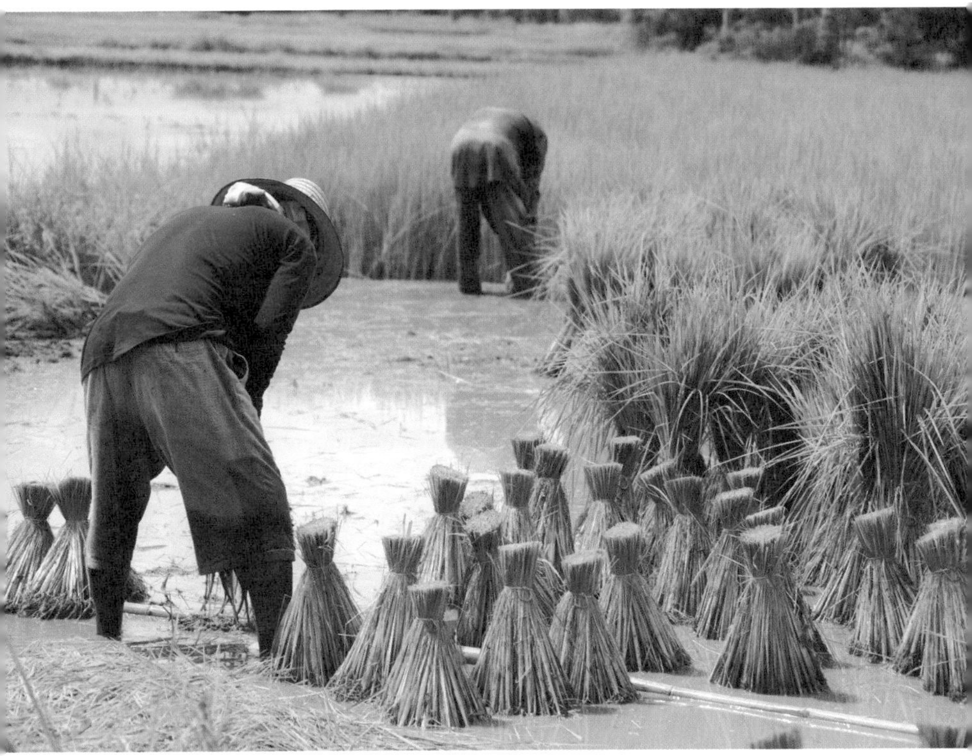

08 塑化劑

大品牌的食品就不會有問題？這是個大哉問，因為食品如何製造出來？放了哪些添加物？我們一無所知。近年爆出飲料含有塑化劑，大家才看見食品添加物黑暗的背面。我在日本求學的時候，發現日本對於食品標示非常講究、嚴格，不管加了什麼添加物，一律都要標示；但回來台灣後，卻不是這麼回事，台灣的食品標示就不如日本完整，消費者吃下許多毒物而不自知。

前一陣子新聞大似報導的塑化劑，就是明顯的例子。原本合法的食品添加物是起雲劑，由棕櫚油製作而成，用來讓透明的飲料變成霧狀，運動飲料或果汁等冷飲就有添加，原則上對人體無害。但有業者為了節省成本，而改用塑化劑製作起雲劑，大大危害了身體健康。

現在常用的塑化劑為DEHP，它是可以增加塑膠的延展與彈性的一種環境荷爾蒙，可怕的是，它會影響男性生殖系統發育。或是讓孕婦甲狀腺素分泌過低，影響胎兒中樞神經和成長，也會造成女童性早熟，很可能再二到八歲時月經就來了，因為影響胎兒發育巨大，已被環保局列為第四類毒性化學物質。

台灣人長期處於低濃度的塑化劑裡。在飲食中很容易不知不覺就將塑化劑吃進肚子。好消息是，仍然有些避免的方法：

（一）便宜沒好貨

食品業者往往為了降低成本，會在食物中添加一些不該加的替換物，對人體產生負面影響。買東西時要注意是否低於市場價格，不要為了貪小便宜而賠了健康。

(二) 當心動物性脂肪

有毒化學物質無法分解，會以脂肪形式在食物鏈中穿梭轉換，所以少吃動物性脂肪，例如奶油、起司等等，可以大幅降低攝取到有毒物質的機會。

(三) 避免食物接觸塑膠

改用玻璃製品或瓷器，即使是號稱可用於微波的塑膠產品，某些毒物還是會流洩出來，一切都要小心，尤其是兒童、孕婦更要避免。

以上三個方法其實要實行起來非常簡單，只要在小細節上多花點心思，生活可以更健康。

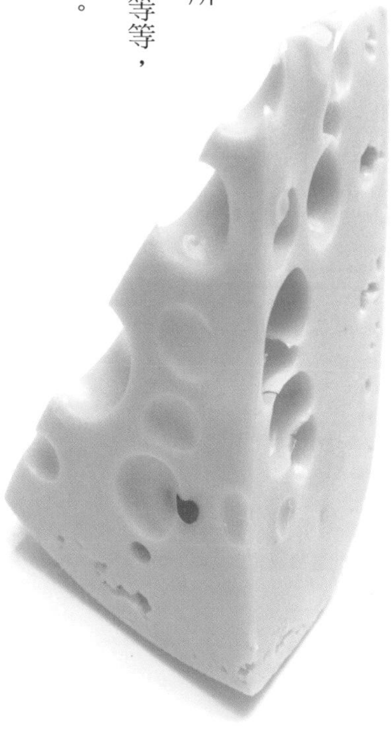

Part 2

24 小時全面抗老

糖化，是在攝取過多糖份的情況下，
體質過酸而導致細胞衰老。
立即丟掉高糖、高油的垃圾食物，改吃青菜、水果、豆類吧！
將「糖」這個東西列為拒絕往來戶，
你就可以擁有苗條的身形與健康的身體。

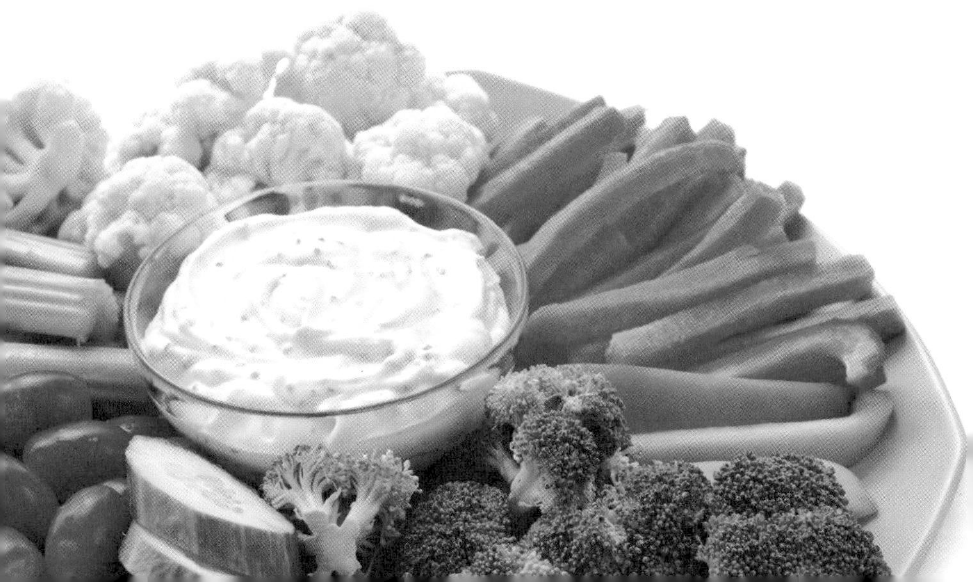

01

日本長壽者的共通點

「二十四小時抗老化」這個名詞，最近非常流行，就是提倡，調整生活作息就能延緩老化，不要吃太飽、不能吃太甜，要靠自己去控制及維持，來得到健康的身體。前面我已經提到，拒絕糖份以及現在生活環境，對身體的嚴重影響。您或許會覺得，這麼多防不勝防的老化因素，要將時間暫停，根本不可能！但是根據我多年的醫師經驗，只要從生活習慣上面著手，拒絕糖份，人人都能停留在最佳狀態。

請先想一想，上一次吃甜食是什麼時候？如果距離現在很近（也許嘴裡現在就含著一塊糖）或是因為太常吃甜點，以致於根本不清楚上次吃甜點是何時，那就要注意了，身體在您享受那甜蜜滋味的時候，已經悄悄邁向衰老。

減少糖化壓力 正確的抗氧化飲食

人體最大的糖份來源，是飲食。吃進嘴裡的東西，就是抗老的本錢，再不注意，身體的年齡就會這樣默默流失。生活和飲食習慣是現代人一大通病，我時常在中午午餐的時候，進

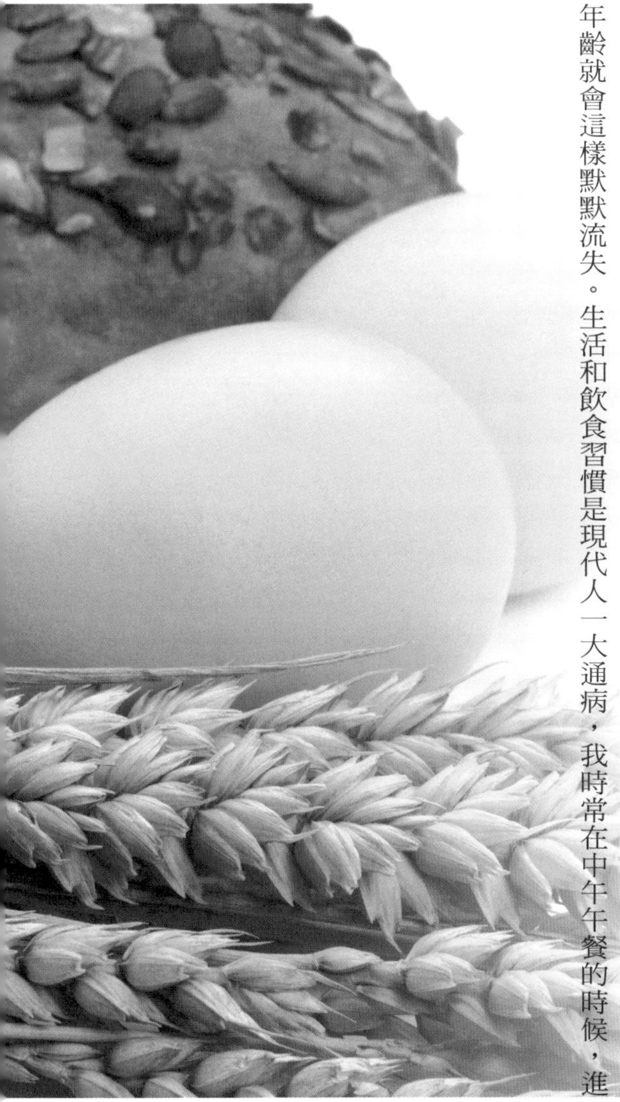

便利商店看看，架上一罐罐飲料、麵包、餅乾任君挑選；走在街上，人人手拿一杯飲料，在我眼裡都變成一大杯一大杯的糖；如果細看成份，許多看的懂、看不懂的食品添加物，都隱藏在美味的食物裡。（有些甚至沒有標示出來，消費者在毫不知情的情況下，就吃下肚了。）要在這樣的環境下拒絕糖份，吃出健康，需要你堅強的意志力與正確的生活觀念、方法。

減少糖化壓力的飲食習慣為：

1. 慢慢吃
2. 多咀嚼
3. 選擇不會讓血糖急速上昇的食材
4. 避免果汁、碳酸飲料、甜點等砂糖含量高的食品。

一天中三餐的比例到底要怎麼拿捏？我常形容早餐是皇帝餐（種類最豐富），午餐是皇后餐（營養要夠），晚餐是乞丐餐（勿暴飲暴食），晚餐吃太晚太多都會有害健康！

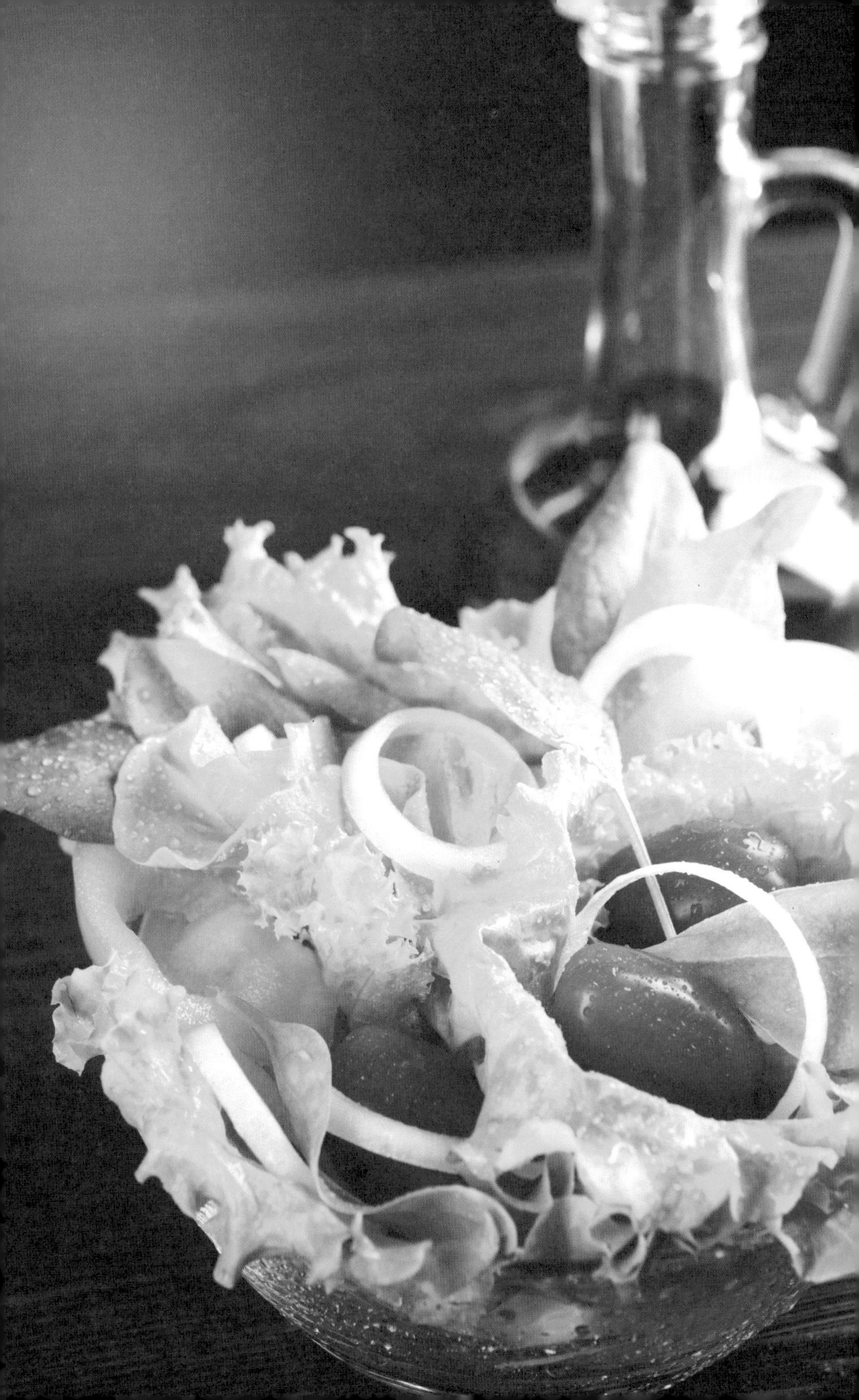

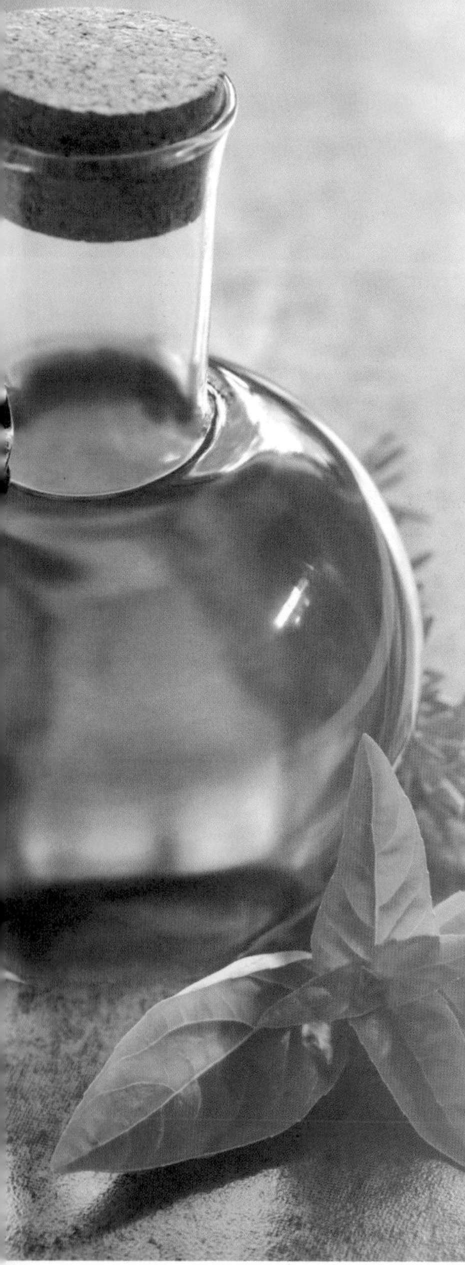

壽命延長40％的秘訣

「四九九吃到飽」、「二九九任你吃」餐廳招牌上大大的寫著這樣的宣傳字樣，看起來經濟實惠，在什麼都漲，就是薪水不漲的時代，似乎特別吸引人。但是如果你知道這一頓吃下來，進到身體的糖、脂肪、卡路里，可能超過一個禮拜的標準；並且促使身體快速衰老，大量暴飲暴食，不多久二十幾歲可能看起來就像四十幾歲，日後要花更多力氣保養身體，這樣你還會覺得划算嗎？

先前提過，糖化，是在攝取過多糖份的情況下，體質過酸而導致細胞衰老。當碳水化合物、蛋白質及脂肪不足的時候，身體的機能就會減低。「那到底該怎麼辦？」讀到這裡，許多人可能會發出這樣的求救訊號；真的不用擔心，立即丟掉高糖、高油的垃圾食物，改吃青菜、水果、豆類吧！將「糖」這個東西列為拒絕往來戶，你就可以擁有苗條的身形與健康的身體。

然而，在控制飲食的過程中，有個重點一定得把握：動物性蛋白質百分之

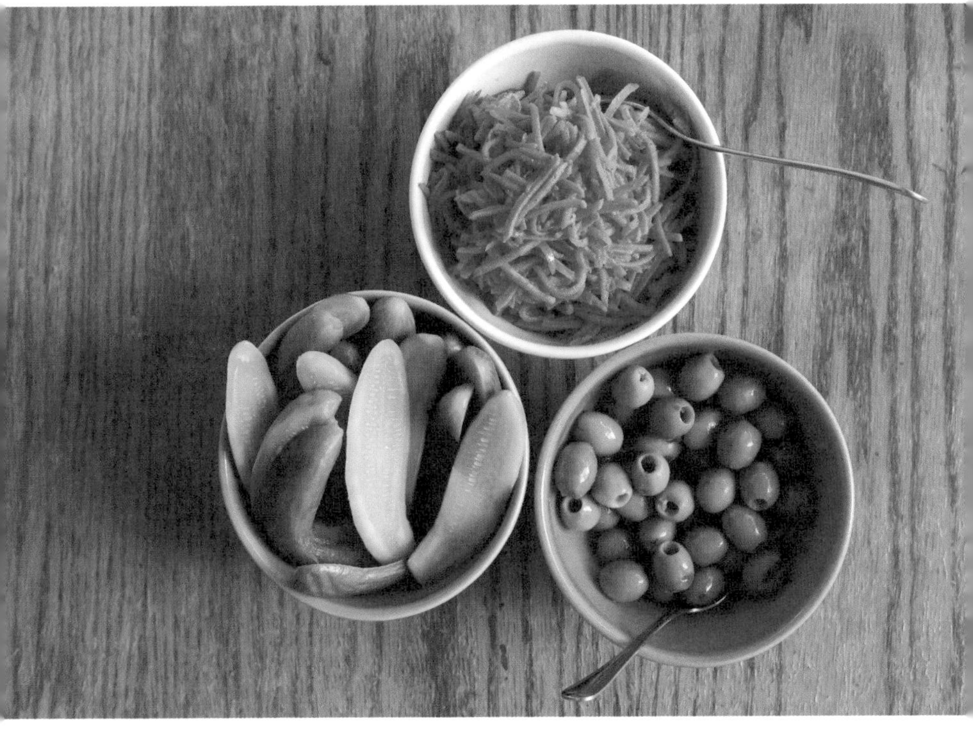

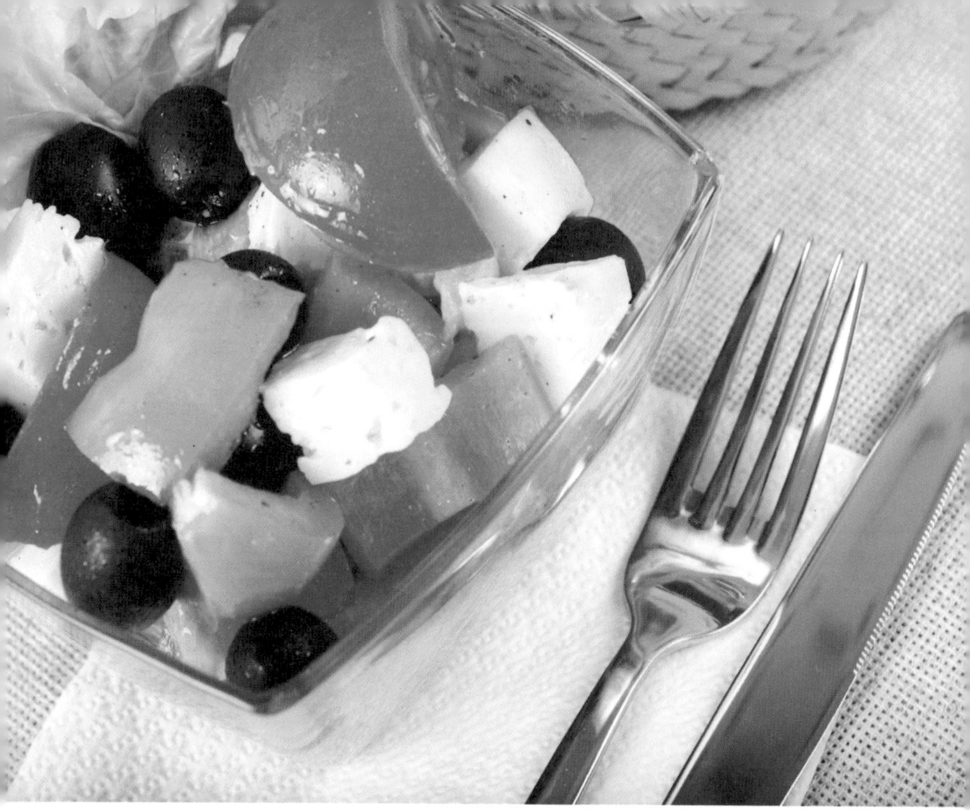

十五、植物性蛋白質百分之八十五，這是我認為最佳的組合。我們應該攝取不飽和脂肪酸至百分之四十的量，例如：牛肉、豬肉、雞肉，月見草油、玉米油、橄欖油……等等，而飽和的脂肪酸適度攝取就好，比例應是三比一到二比一，否則容易造成氦膽固醇過高，形成沉積在血管，最後造成硬化。所以我們限制在百分之三十的卡路里攝取，發生癌症或其他疾病的機率就會比較少。

好消息是，健康是目前台灣漸漸盛行的的趨勢風潮，透過媒體的廣宣，民眾現在都具備了一些基本概念，就是不要吃過飽。歐美大力推廣無農藥及有機的產品，台灣也開始注重無添加農藥、化學肥，追求純天然的食品。

在生活中，我們少吃洋芋片、薯條、可樂等等一些營養價值低，糖分和熱量都很高的垃圾食物；還有大家所熟悉的精緻白米、精緻砂糖的製品都應該減量。青菜、水果、麥片、糙米……等等，所謂的粗食當道是有道理的。

所以抗老並不難，當口渴想要大口灌下可樂的時候，請想想你胖起來難看的樣子，把可樂換成茶，最好是純淨自己煮過的開水；我的朋友南雲醫師，他隨時隨地都喝牛蒡茶，回春的效果非常好；肚子很餓忍不住想吃甜點的時候，思考一下糖尿病的可怕，將餅乾換成新鮮的水果或沙拉。多吃堅果也不錯，當真的克制不了想吃零食的慾望時，可以選擇不多加糖份、鹽味核桃、杏仁、腰果、南瓜子……等等，這一類植物性蛋白質含量較高，適合人體多多攝取的零嘴，滿足一下食慾。

現在豢養的動物在生長過程中，多少避免不了被添加賀爾蒙和生長激素，來促進其快速生長，所以動物性蛋白質像是牛肉、豬肉，賀爾蒙含量就會比較高，真的要少吃為妙。請意志堅定的實行飲食控制，降低卡路里與糖分的攝取量。一九三五年，美國研究指出，只要削減攝取百分之三十的卡路里，壽命就能延長百分之四十。

生在台灣是幸福的，一年四季都是青菜及水果的產季，想吃什麼到處都有；反觀日本或一些高緯度的寒帶國家，可能只有特定出產的蔬果而已，到了冬天產量可能更少，因此就必須仰賴進口。書籍附錄許多食物酸鹼性的表格，可以提供大家做為飲食的參考。

另外，偶爾喝點紅酒是可以促進新陳代謝，但不能喝多，可能產生脂肪肝，也容易導致酒精性肝炎；抽菸是大忌！對我們一點好處也沒有，如果一直菸不離身，到了三、四十歲就會容易罹患心臟方面的疾病。所以規律的作息，加上食物的調整和菸酒的問題，這些都是最常見的抗老化方式。

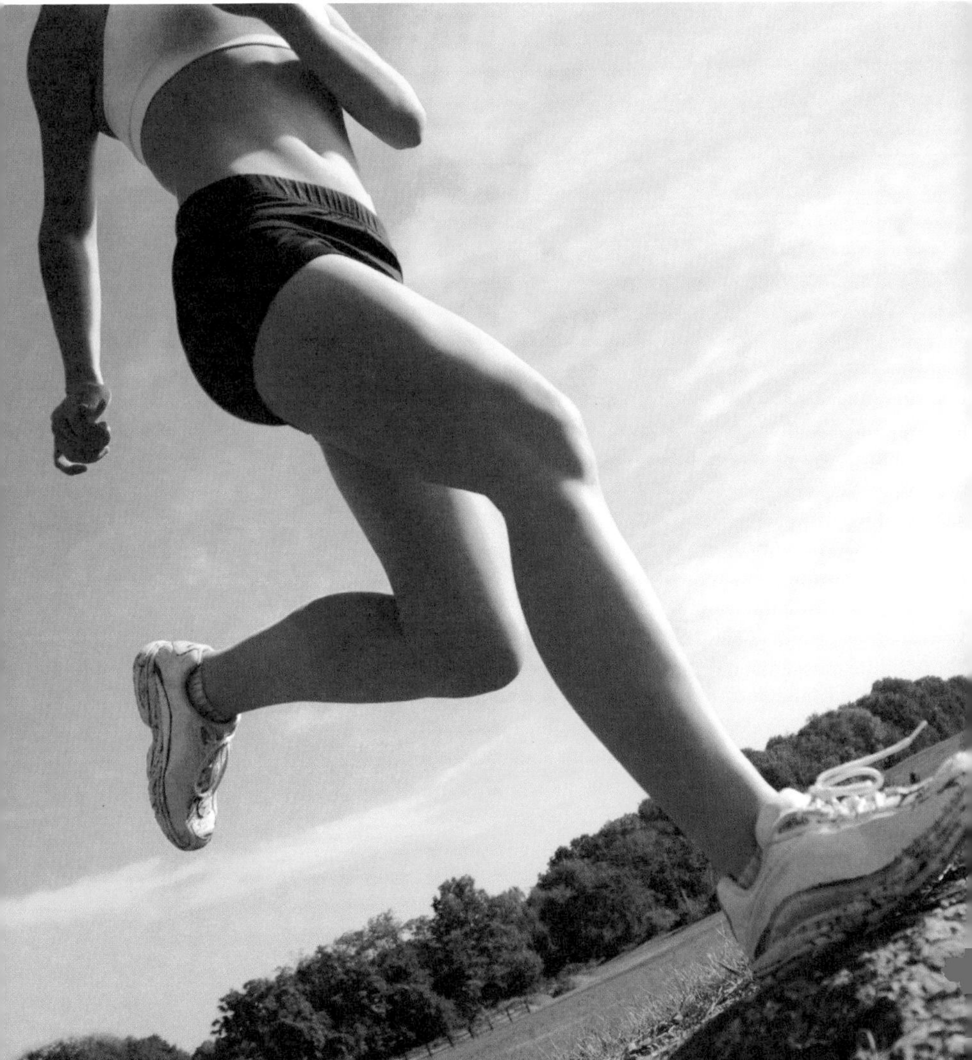

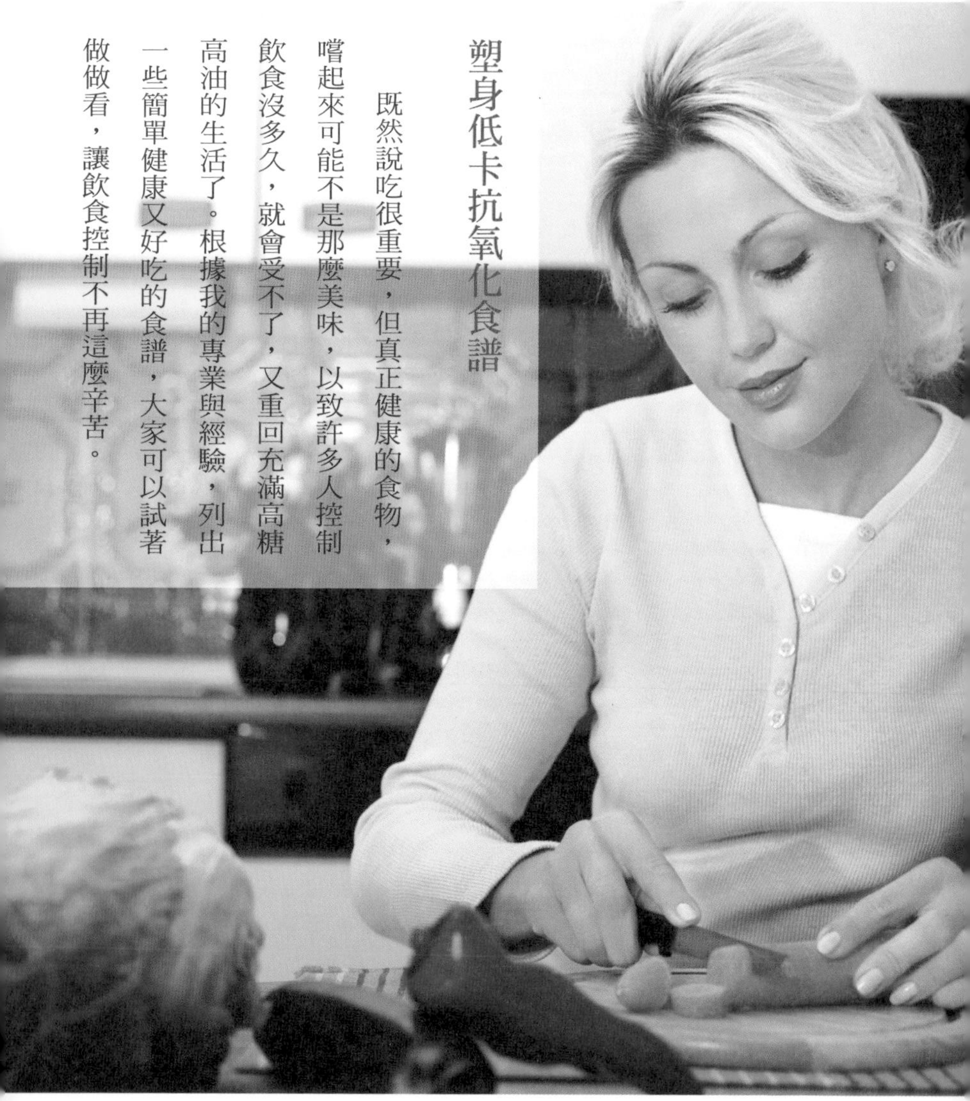

塑身低卡抗氧化食譜

既然說吃很重要，但真正健康的食物，嚐起來可能不是那麼美味，以致許多人控制飲食沒多久，就會受不了，又重回充滿高糖高油的生活了。根據我的專業與經驗，列出一些簡單健康又好吃的食譜，大家可以試著做做看，讓飲食控制不再這麼辛苦。

百香果翡翠煎蛋

材料　深綠色蔬菜、嫩豆腐、雞蛋、芹菜與韭菜末、百香果肉

調味料　鹽和牛奶隨個人喜好添加

做法　1. 先將豆腐切成小粒氽燙一下，撈起瀝乾備用。
2. 芹菜、韭菜切末，然後將它們和豆腐、雞蛋、鹽、牛奶加在一起拌勻。
3. 在鍋中加油，倒入剛剛攪拌好的食材，煎個三分鐘。等到底部煎成金黃色就翻面，兩面煎熟，就可以吃到有許多蔬菜的百香果翡翠煎蛋囉！

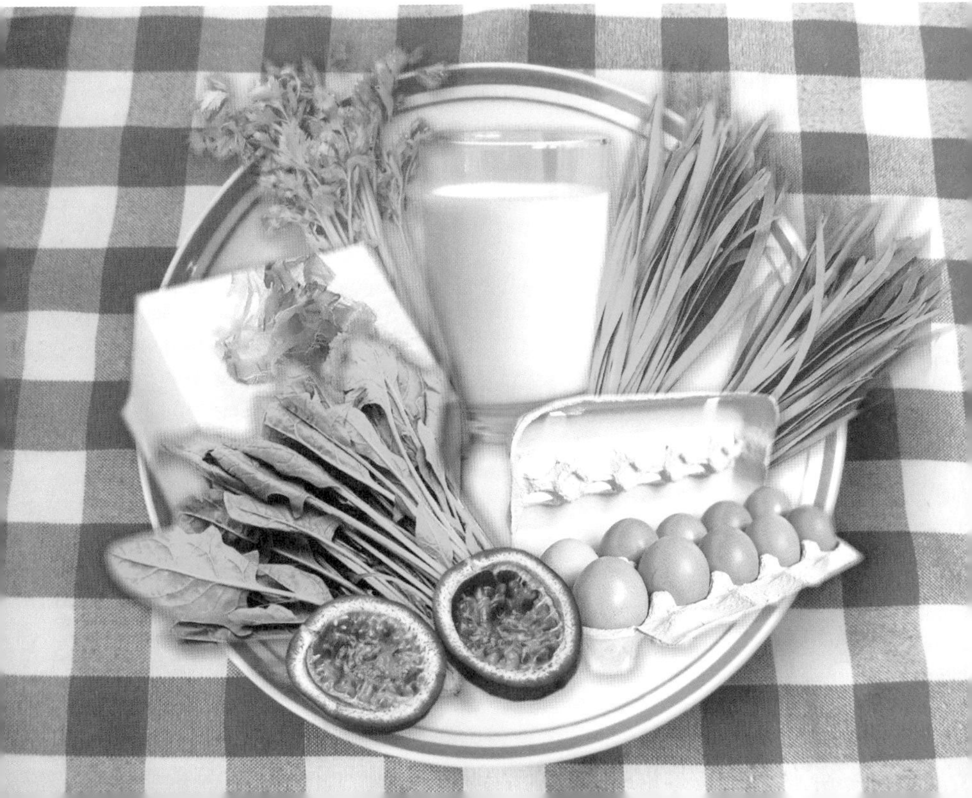

黃金皇帝豆薏仁湯

材料　熟薏仁、玉米罐頭、雞湯、炒過的杏仁片

調味料　蔥末、蝦仁、研磨黑胡椒隨個人喜好添加

做法　1. 把一半的材料打成汁後，放在一邊等著用。

2. 再把剩下的雞湯加熱，放入熟薏仁、玉米後煮到滾。

3. 再加入蝦仁丁，灑上蔥末、黑胡椒、杏仁片，就有好喝的湯了！許多小朋友都很喜歡！

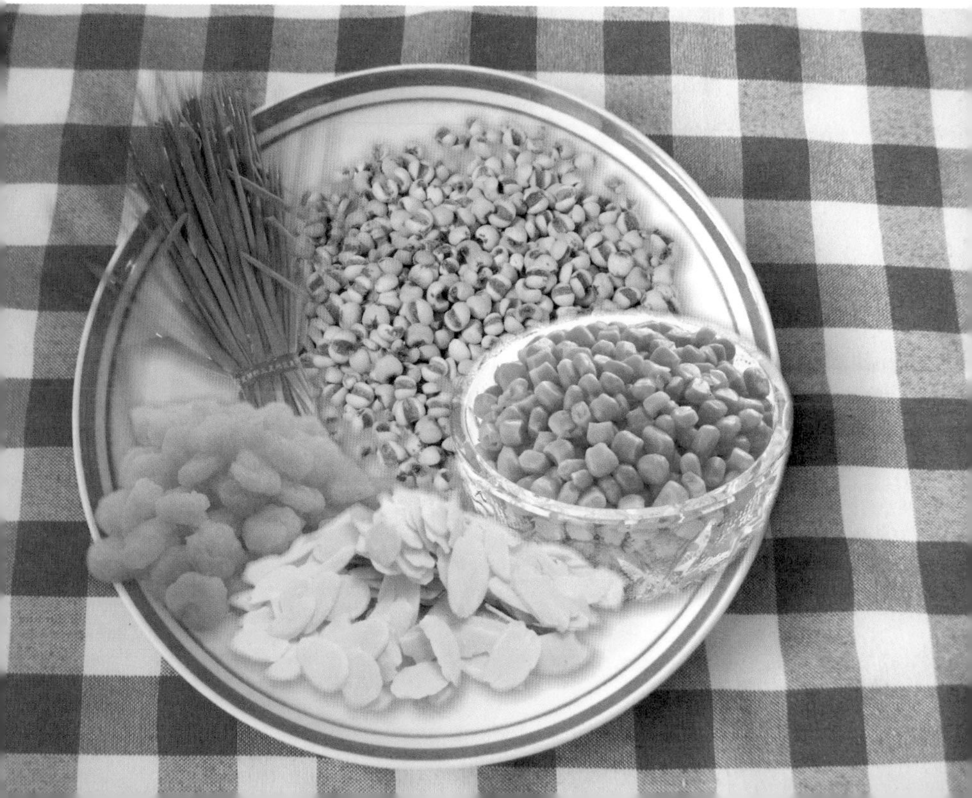

甜菜根生菜沙拉

材料　甜菜根、加上各種自己喜歡的水果、脫脂原味優格、亞麻籽粉、杏仁片、芒果、藍莓

做法　將喜歡的水果切丁，放進漂亮的杯子中，每杯加入適量的優格、亞麻籽粉與杏仁。這道水果優格吃起來消暑又不會發胖，很適合炎熱的夏天。

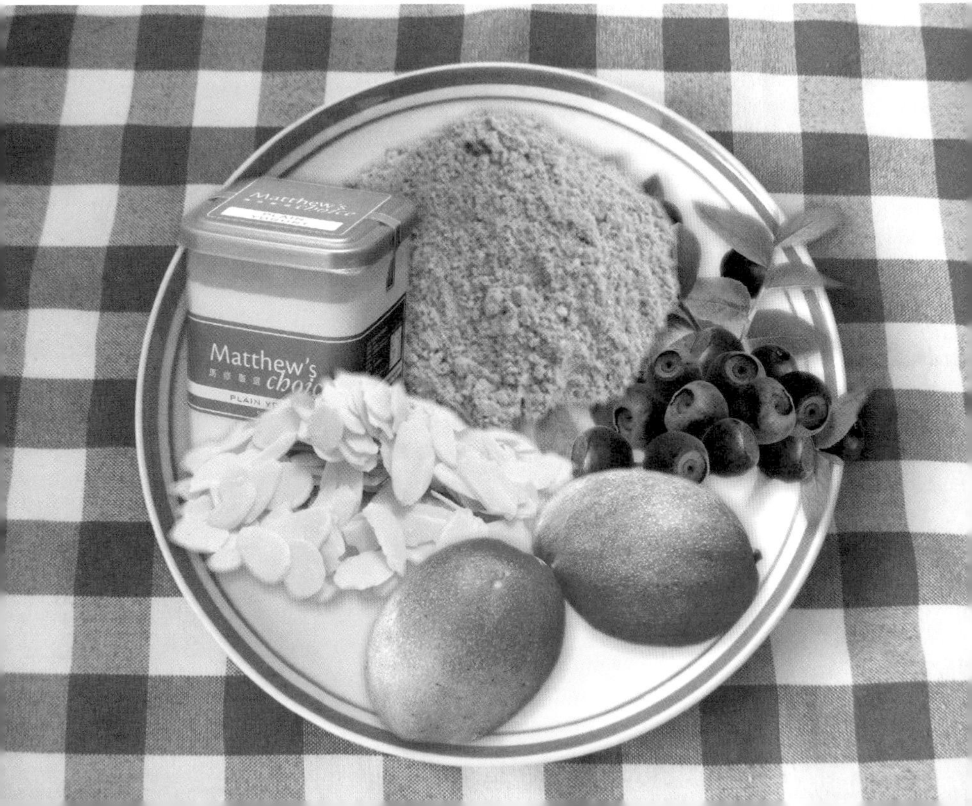

其實健康美味的飲食不外乎幾個原則：

杜絕「精白」：糖份過多，身體無法消耗，就會變成皮下脂肪。儘可能避免糖類，尤其是人體不好消化的白砂糖、精白米、精白麵粉。

攝取植物性油脂：身體如果完全沒有油也會有問題，像是脫髮、皮膚粗糙，所以油脂適量就好。避免高卡路里的食物，以植物油代替動物油，就可以吃的健康美味。

多吃蔬菜水果：血糖在人體內還是重要的，才能支持各種日常活動，這些必要的糖類就由蔬果中攝取吧，綽綽有餘了。

儘量保持食物生鮮：新鮮食物對消耗卡路里幫助很大，調味過多反而容易多吃，儘量清淡吃原味為主。

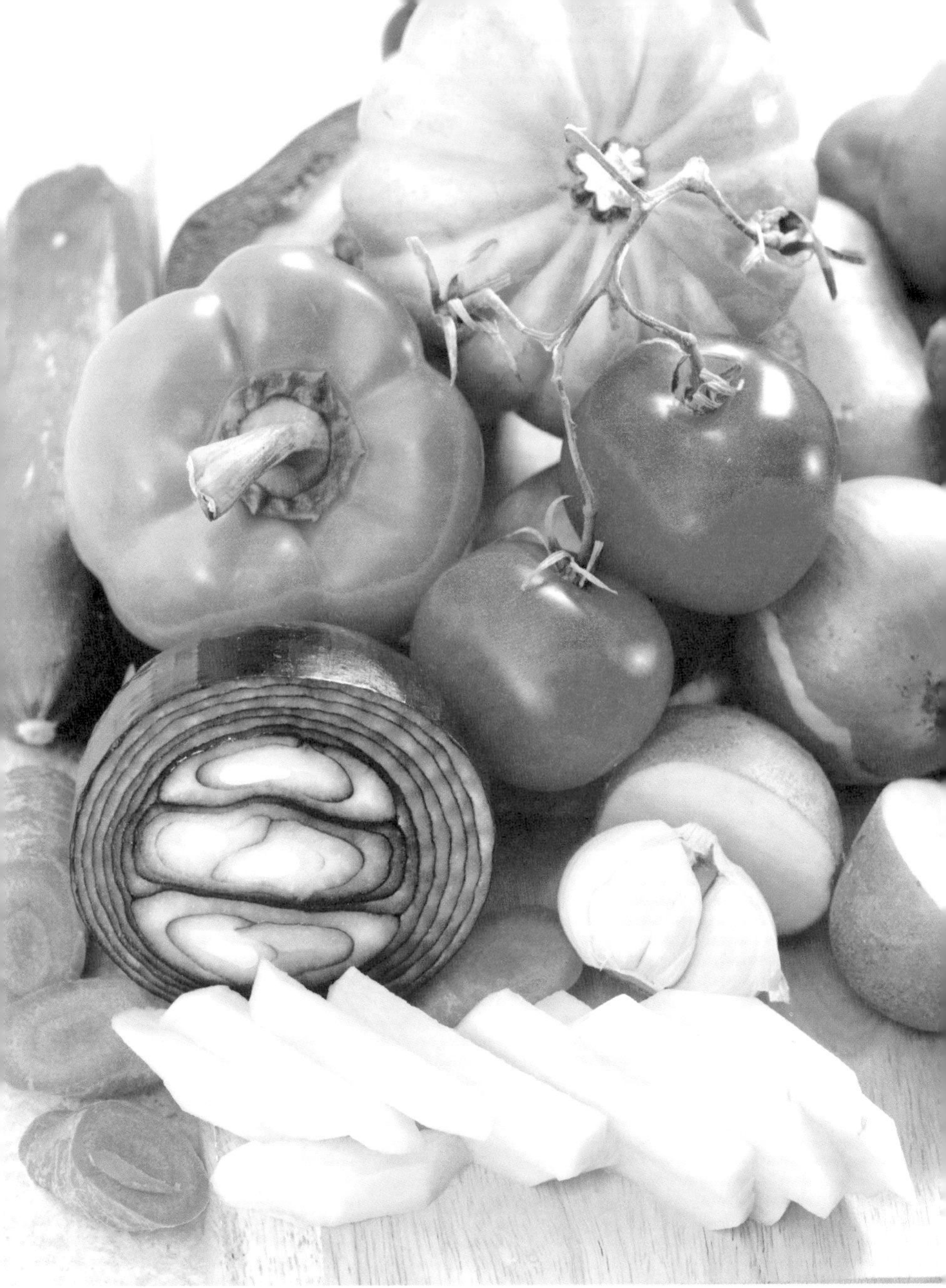

改善煮的方法：儘量用蒸、煮、熬、燉、涼拌等方法，少吃煎炸食物，以減少熱量。

我們可以從附錄的酸鹼性食物表裡，選出適合自己又能帶來健康的食物，避免因為吃不飽的感覺，反而選擇了更有飽足感的類別。像是「蒟蒻」，低熱量又吃得飽，避免攝取過高的卡路里和糖份；「牛蒡」也是台灣人非常喜愛的一種食物，它同樣含有極高的營養價值，並且不具備惱人的糖份。

一般而言，我建議早餐可以吃得營養一點，因為早晨是營養吸收的最好時機，需要利用營養所產生的能量來進行工作，同時也讓自己充滿精神；中午可以讓腸胃進行適當的消化，吃一點點就好，甚至也可以不用吃。像我學醫的日本好友南雲吉則，他在書中就有講到，中午不吃，一樣有精神。到了晚餐時間，因為代謝的速度變慢，可以選擇清淡，或者是稍微有飽足感、容易消化的食物，像是納豆，能幫助人體腸胃蠕動，以利隔天順利排便，不然往往到了要入睡的時候，未消化的能量反而沉積下來，造成人體的負擔。

02 抗老 從腸道排毒開始

在這裡，我想先問個可能有點不禮貌，但是絕對非常重要的問題，就是：「你一天上大號幾次呢？排泄物又是長的什麼樣子？」可以在心裡默默的回答，但請不要覺得被冒犯，因為這是個關乎身體健康的重要問題。

人老不老 腸看的到

大腸癌患者在日本急速增加，二〇〇三年已經位居女性癌症致死率第一名。原因出在飲食生活中（高脂肪、高蛋白、低食物纖維）。此外，因為壓力、運動不足，有便秘、下痢的人也逐年增高，所以越來越多人重視腸健康。

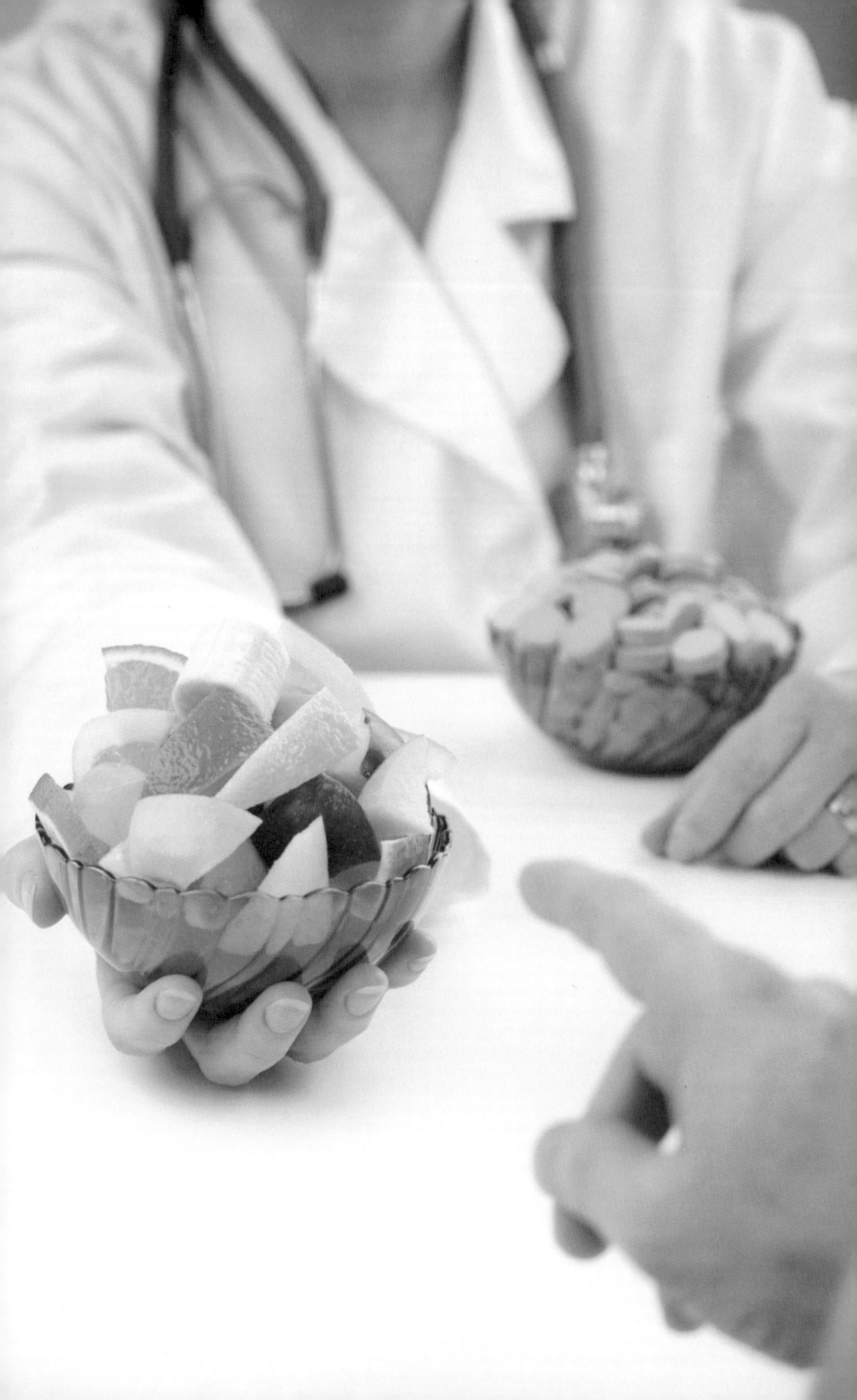

人體最大的免疫器官不是別人，正是腸道。腸道裡有五百到一千種細菌，維持著微妙的平衡，幫助我們消化食物、吸收營養。老化、致癌、免疫、感染、癌症、肥胖、糖尿病、肝臟損害、自體免疫性疾病等等，大多數的疾病都與腸道有關，但現代人生活緊湊、飲食不正常、充滿壓力，又常常服用抗生素，使腸道菌叢失去平衡（尤其是抗生素，會殺死腸道內所有的菌種），加速人體老化，嚴重甚至引發心血管疾病及癌症！

如果是你常常便秘的人，是不是會覺得心情不好、壓力很大？因為腸道系統是人的第二大腦，當出問題時會有以下幾個徵狀：

腹瀉：

在上大號的時候，即使再不喜歡也請觀察一下，糞便是硬的、軟的、還是水水的？因為這是腸道跟我們說的悄悄話。正常的糞便大約八成是水分，如果發現呈現水狀或泥狀，那就是腹瀉了。腹瀉的原因大多是病毒或細菌感染、小腸失調，造成腸道過度運動，食物太快通過，水分來不及吸收就排出去，呈現水水的大便。如果常常腹瀉就要注意了，嚴重會導致潰瘍性結腸炎或吸收障礙，最好要尋求專業醫生的治療，絕對不能拉完肚子就了事。

便秘：

仔細回想一下，上一次排便順暢是什麼時候？一般正常來說，吃下多少就要排出多少，但是這樣的目標，似乎離現代人很遙遠。如果你每次上大號都非常辛苦，糞便硬的像石頭，那就是有便秘的問題；大部分與壓力、內分泌失調、缺乏運動等生活習慣有關。毒素囤積在身體裡，久了容易引起大腸癌、痔瘡、子宮頸癌等等，不能忽視。

脹氣：

我有個朋友，工作忙碌，吃飯很急，一個便當三兩下就塞進肚子裡，後果就是常常脹氣，肚子隨時都鼓鼓的，非常不舒服，嚴重時甚至睡不著覺。後來我請他吃東西時細嚼慢嚥，每一口至少咬三十下，脹氣的現象就改善很多，現在晚上都能睡個好覺了。脹氣是因為胃腸的空氣過多，造成消化困難、食慾減退、打嗝、噁心等等感覺，通常是和飲食習慣、腸胃虛弱有關。只要改善飲食習慣，吃東西時慢慢來，少吃有氣的碳酸飲料，脹氣就會慢慢改善，也可以減少胃潰瘍、胃炎發生的機率。

如果以上腸道的問題，在你身上都發生過，也不要灰心，因為是有方法解決的。我朋友南雲醫師就實行飲食療法，幫助自己體內大掃除，生活越來越健康年輕。

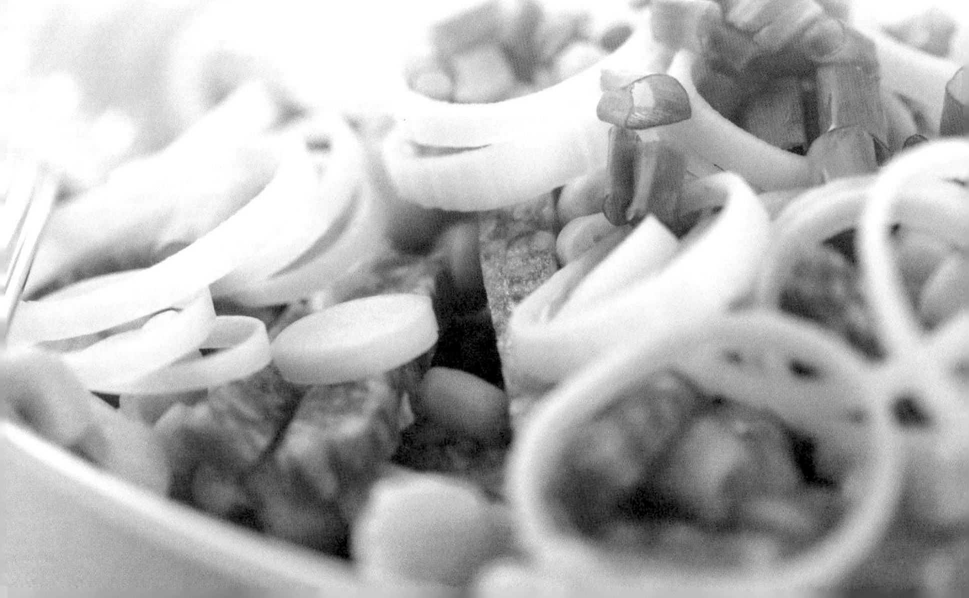

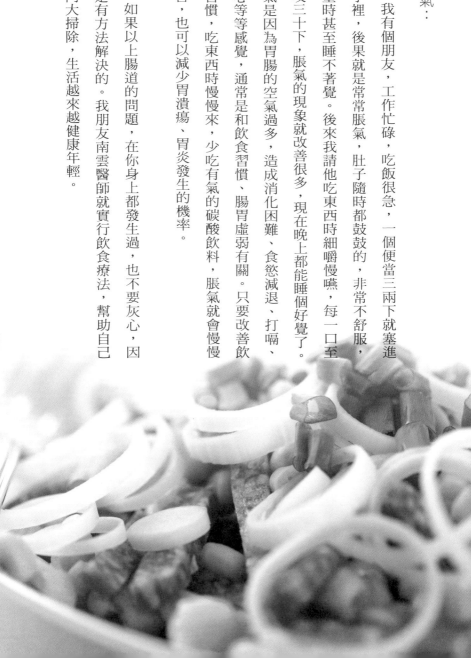

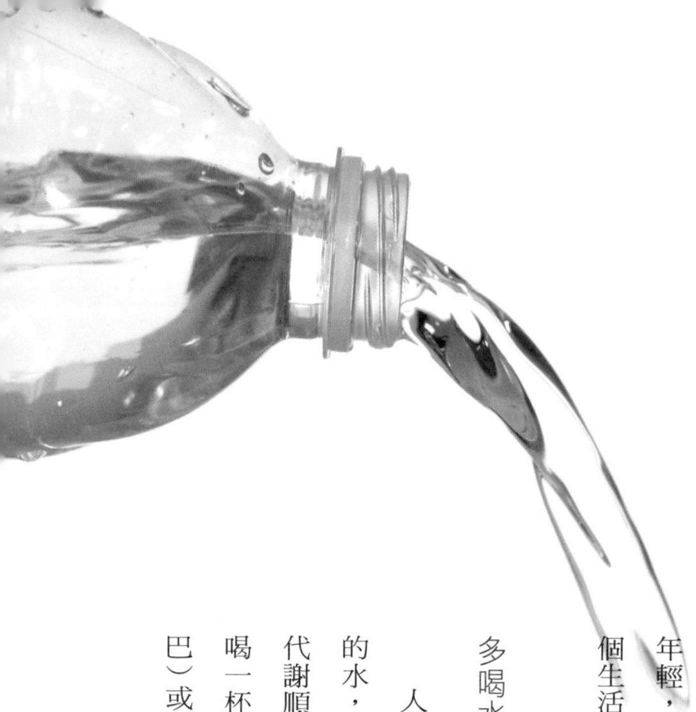

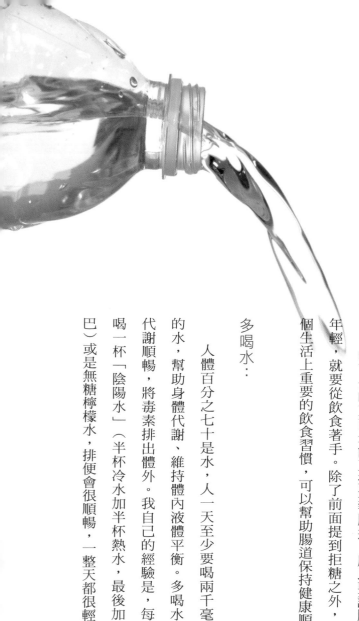

腸道顧好　人生是彩色的

吃下去的東西最能直接影響腸道，所以要讓腸道重返年輕，就要從飲食著手。除了前面提到拒糖之外，還有幾個生活上重要的飲食習慣，可以幫助腸道保持健康順暢。

多喝水：

人體百分之七十是水，人一天至少要喝兩千毫升左右的水，幫助身體代謝、維持體內液體平衡。多喝水可以讓代謝順暢，將毒素排出體外。我自己的經驗是，每天早上喝一杯「陰陽水」（半杯冷水加半杯熱水，最後加一點鹽巴）或是無糖檸檬水，排便會很順暢，一整天都很輕鬆喔！

吃早餐：

早餐是一天當中最重要的一餐，睡覺的時候血液循環變慢，腸道蠕動也慢，毒素容易堆積。吃早餐會刺激結腸蠕動，容易有便意將體內廢物排出體外，身體的代謝才會正常。所以不要為了省錢或趕時間而省略早餐，最後身體出腸道出問題，反而要花更多力氣補救，得不償失。

多運動：

運動會流汗，汗會代謝出重金屬等等毒素，維持內在器官機能；也可以排解壓力、調整內分泌系統，自然代謝就正常；最重要的是，運動可以使腸道機制恢復正常，有利於蠕動及益生菌生長，可以排除過多的毒素。

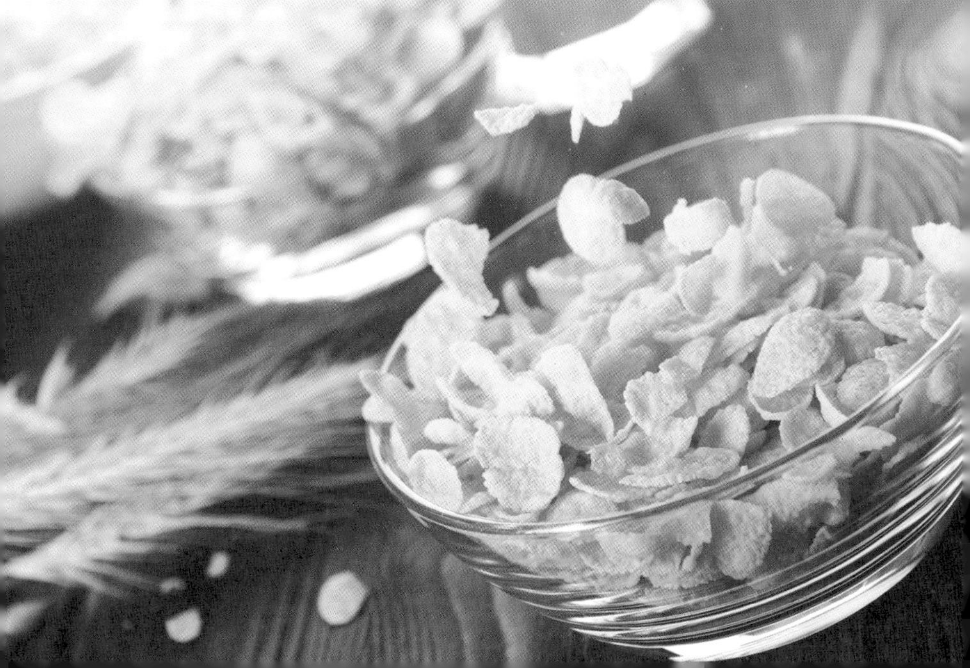

適時補充腸內益生菌：

日本養生非常重視腸道益菌活性與種類。為了維持消化機制，腸內各部位是充滿許多菌叢，有好菌如乳酸菌，也有壞菌像是幽門桿菌。好菌是可以讓腸道越來越健康的，但現代人飲食不正常，壞菌就大幅增加，解決這個問題的方法就是，增加好菌壞菌就沒有空間生存了。平常可以多喝原味優酪乳（補充菌種的同時也不會攝取過多糖份），或是一些益生菌健康食品（但要符合國家認證）補充體內的好菌，維持腸道健康。

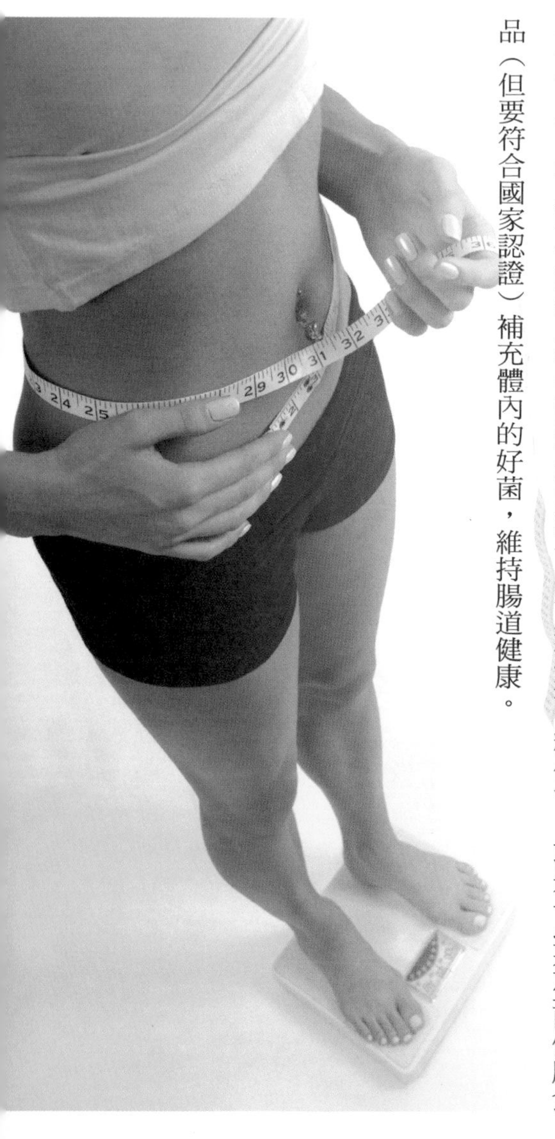

03 張醫師抗老化3C主張

Correct 身──要活就要動

每一本有關保健的書，都不約而同的強調：一定要運動！（但項目與強度會有所不同）我也不例外。為什麼呢？想想看，汽、機車引擎如果許久沒有運轉，是不是容易發不動、故障？我們人體也相同。抗老化，就是要延長我們人體器官的使用年限，如果將器官比喻為汽車，當引擎慢慢的跑動，並不會造成嚴重的損壞，但是如果我們突然激烈的加速，長期下來就必須做一些引擎上的調整和維修，更需要做適當的休息。

現代人生活不是坐就是站（舒服點就是躺著），久了，肌肉不再強壯、體力不佳，還加速衰老，衍伸出許多身體問題。適度運動的確能保持較佳的身體機能。美國研究表示，養成

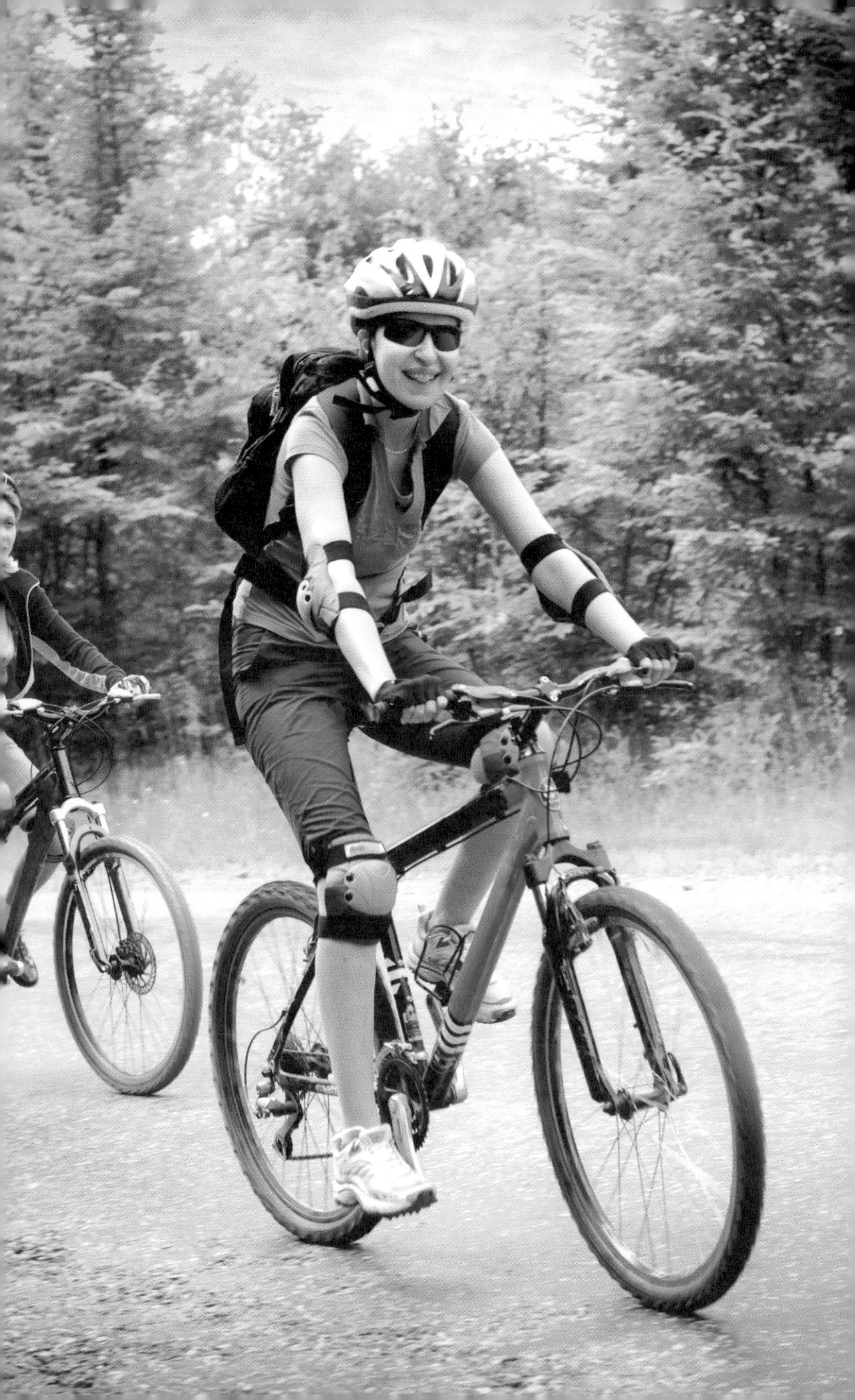

固定運動的習慣，可讓死亡率降低。運動最大的好處就是，促進心肺功能循環，但是如果過於激烈，超出身體的負荷，反而有害健康；運動員容易因長期運動過度，而導致心臟肥大的比比皆是；就像機器一直硬撐運作，負荷過大，總有一天會壞掉。

運動好處多多 促進新陳代謝、排毒和代謝廢物

身為醫師，我常常提倡運動。當然我自己也是運動的愛好者，每個禮拜固定游泳，讓我到現在仍保有不錯的體力，因應一整天的工作。運動的好處實在太多了！除了減肥、增加心肺功能之外，還能夠增加骨頭密度、降低血壓與血糖，改善糖化現象。維持運動習慣、配合飲食與營養素，讓身體的年齡年輕十歲，並不是天方夜譚。最新醫學研究指出運動最主要是讓身體排汗，五臟器腑深度排出廢物毒素，建議可一週四次，每次三十分鐘尤佳。

想健康減肥的朋友，下面的運動熱量消耗表，最好印出來貼在明顯看的到的地方，激勵自己在瘦身保健的路上走的更長久。

運動熱量消耗表

活動種類	大卡／公斤（體重）／小時	活動種類	大卡／公斤（體重）／小時
園藝	4.7	游泳	
掃地	3.9	隨意地	6.0
拖地	4.9	自由式（23-45 公尺／分鐘）	6.0-12.5
打高爾夫球	3.7-5.0	蝶 式	14.0
排球	3.5-8.0	仰 式	6.0-12.5
棒球	4.7	舞蹈	
乒乓球	4.9-7.0	中度 - 激烈	4.2-5.7
羽毛球	5.2-10.0	華爾滋 - 倫巴	5.7-7.0
籃球	6.0-9.0	方塊舞	7.7
網球	7.0-11.0	走路	
足球	9.0	室內漫步	3.1
溜冰	5.0-15.0	平路（5.5公里／小時）	5.6-7.0
柔軟體操	5.0	上坡（5-10-15 度）	8.0-11.0-15.0
跳繩	10.0-15.0	下坡（5-10 度）	3.6-3.5
騎腳踏車（8.8公里／小時）	3.0	（15-20 度）	3.7-4.3
騎腳踏車（20.9 公里／小時）	9.7	爬山	10.0
划船（賽舟）	5.0-15.0	跑步速度 8 公里／小時	10.0
上樓梯	10.0-18.0	12 公里／小時	15.0
下樓梯	7.1	16 公里／小時 20 公里／小時	20.0 25.0

激烈運動讓器官老化

「但我每天做家事、上班趕車也是有動呀！怎麼還是覺得體力不足？」如果你發出這樣的疑問，那可能是分不清活動與運動的意義。

活動是指日常的生活，像是洗衣、煮飯、散步、打掃，每天都會做，並沒有特定計畫；運動是有計畫性，會運用到肌肉，使心跳加快，例如打球、快走、跑步。我們這裡要談的，是運動不是活動，因為只有運動才能真正消耗脂肪、促進生長賀爾蒙分泌，保持年輕活力。

一般來說，運動分為有氧運動和無氧運動。無氧運動是短距離的呼吸燃燒激烈運動，像是球類田徑、跳高、跳遠；有氧運動則屬於散步、游泳、呼吸運動……等等。

每個人都有自己喜歡或習慣的運動，慢跑、走路，甚至打球。不過過度劇烈的運動，就像我們突然施加過大的壓力在機器上，就容易導致故障，突然性的劇烈運動，會造成心臟受

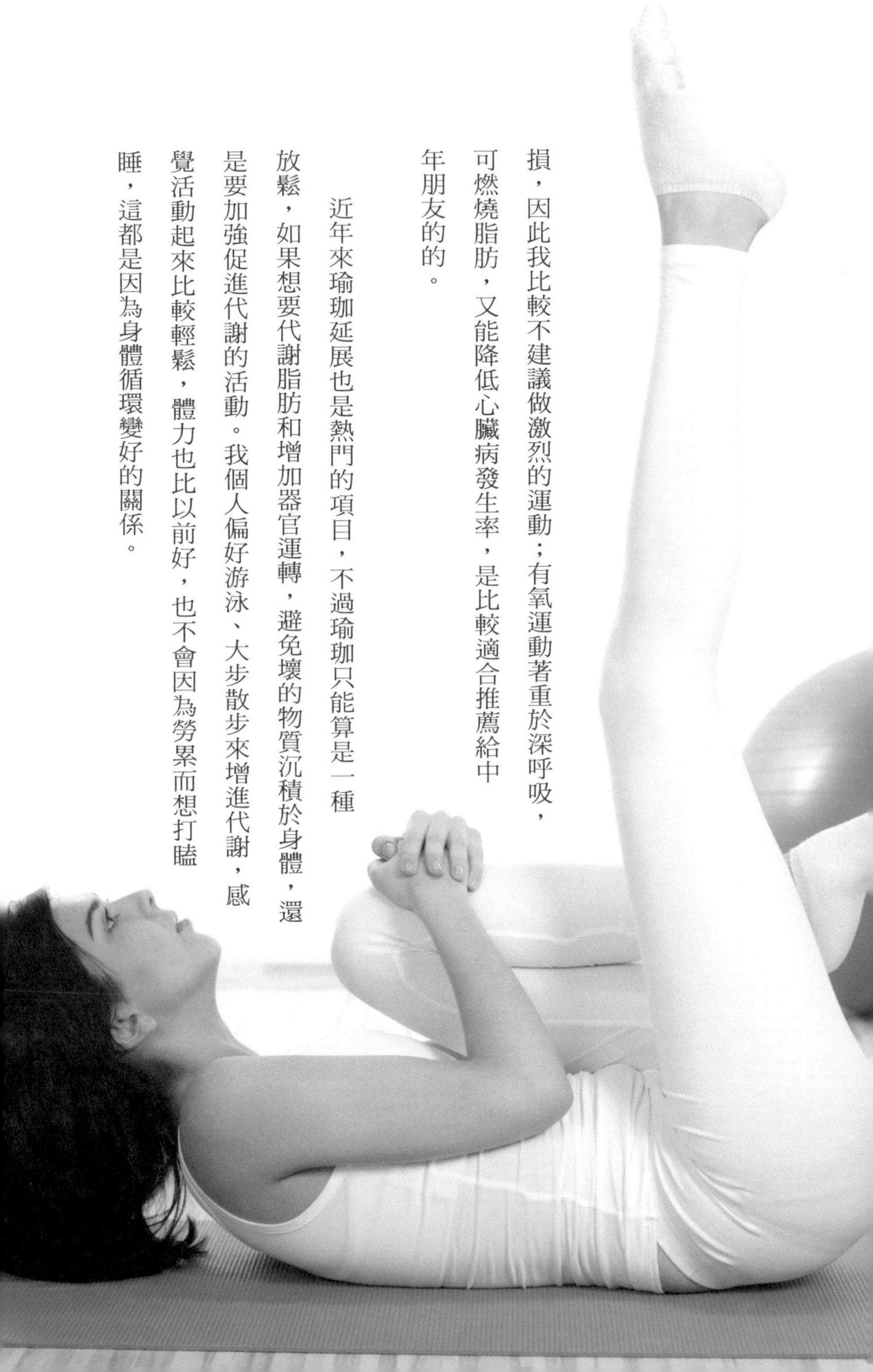

損，因此我比較不建議做激烈的運動；有氧運動著重於深呼吸，可燃燒脂肪，又能降低心臟病發生率，是比較適合推薦給中年朋友的的。

近年來瑜珈延展也是熱門的項目，不過瑜珈只能算是一種放鬆，如果想要代謝脂肪和增加器官運轉，避免壞的物質沉積於身體，還是要加強促進代謝的活動。我個人偏好游泳、大步散步來增進代謝，感覺活動起來比較輕鬆，體力也比以前好，也不會因為勞累而想打瞌睡，這都是因為身體循環變好的關係。

運動的好處不只是降低壓力，對肌肉關節及改善血流也有卓著的功效。伸展是一個容易執行，且對人體很好的運動，當壓力過大至無法負荷的時候，我們應該做一些適當的伸展，中醫認為，伸展越長則象徵越長壽。它可以降低緊繃、肌肉萎縮及筋骨緊張的症狀，更可以改善血流，神經功能自然會向上提升。調整自己的步調，有效地執行伸展動作，進而腰痛、肩痛等不舒服的症狀就能獲得改善，同時臉部鬆弛、皺紋等老化狀況也會大大減少。運動員在上場前必須透過關節運動來進行伸展，是因為可以使肌肉關節柔軟性增加，調整血流，神經和肌肉萎縮著狀況也可以受到控制。

普遍長壽的日本人喜歡走路、騎自行車、爬樓梯。他們走起路來，普遍比我們台灣人的速度還要快。走路不僅不會增加心跳（不會加速老化），同時還能訓練號稱人體第二心臟的「小腿肌」！多活動小腿肌肉，可以將末稍血液送回心臟，增加血液循環，改善手腳冰冷的現象，對女性來說非常好。南雲醫師就非常提倡走路，認為是保持健康身體的好方法。西方人喜歡激烈運動，例如籃球、網球，可以增加心臟的負荷量；或是伏地挺身、仰臥起坐等等增加肌力的運動。

Check 心——擁有年輕的健康生活

如果你最近發現自己懶得交新朋友；總是把「重要的東西」放在「重要的地方」，再把那個「重要的地方」徹底忘記！不要懷疑，你已經趕上初老流行。

生活中你有沒有覺得特別開心的時刻？聽到別人說謝謝會不會感動？對沒接觸過的事，會不會有新鮮感？如果上面問題的答案都是NO，那你該小心了，外表可能二三十歲的你，卻裝著五六十歲的靈魂。

人一旦開始有了惰性，便會什麼都不想做，唯獨與自己有關的才會重視，例如：和家人朝夕相處，非常熟悉，所以不管是活動或旅行都會覺得比較開心，這是因為與社會長期脫節，因此跟陌生人互動也顯得生疏尷尬。每個人在看到自己熱衷的事物時，也就會變得比較有活力，但如果在美食當前，或是在被人感謝的情況下，都沒有特別感動的心情，那得好好思考，你的心態已經走向老化了。

其實，體力和腦力的好壞，跟你的細胞活化性十分相關，若是長期不去刺激它，便會有越來越衰退的情形，因此擴大交友圈，讓自己經常動動腦，可以常保年輕的感覺。

一般老化的肢體年齡、氣力都顯得較低，連帶影響到頭腦、心情，對於新的事物越來越興趣缺缺；反觀氣力充沛的人，則是對什麼事情都充滿好奇心，甚至有些已經七十多歲的年長者，都還活躍於社團或其他組織。

國人一向不習慣參加社團組織，但是狹隘的交友圈，會讓退休後的生活更走不出去，所以想要擴大人際關係，就必須積極的參加各式社會活動；目前台灣民眾有不少人會積極參與宗教活動，公園內也活躍許多娛樂兼運動的團體，民眾參與率相當高，但是社區內還是有許多沒有出門的老人，假如能擴大關懷這些漸被遺忘的長者，我們的死亡率也會下降不少。

精神疾病的產生，就是因為封閉自我不與外界接觸，而產生憂鬱症等狀況，或產生壓力而造成血壓上升、賀爾蒙降低。因為精神狀況有問題的人，多半會將自己封閉在家裡，只想

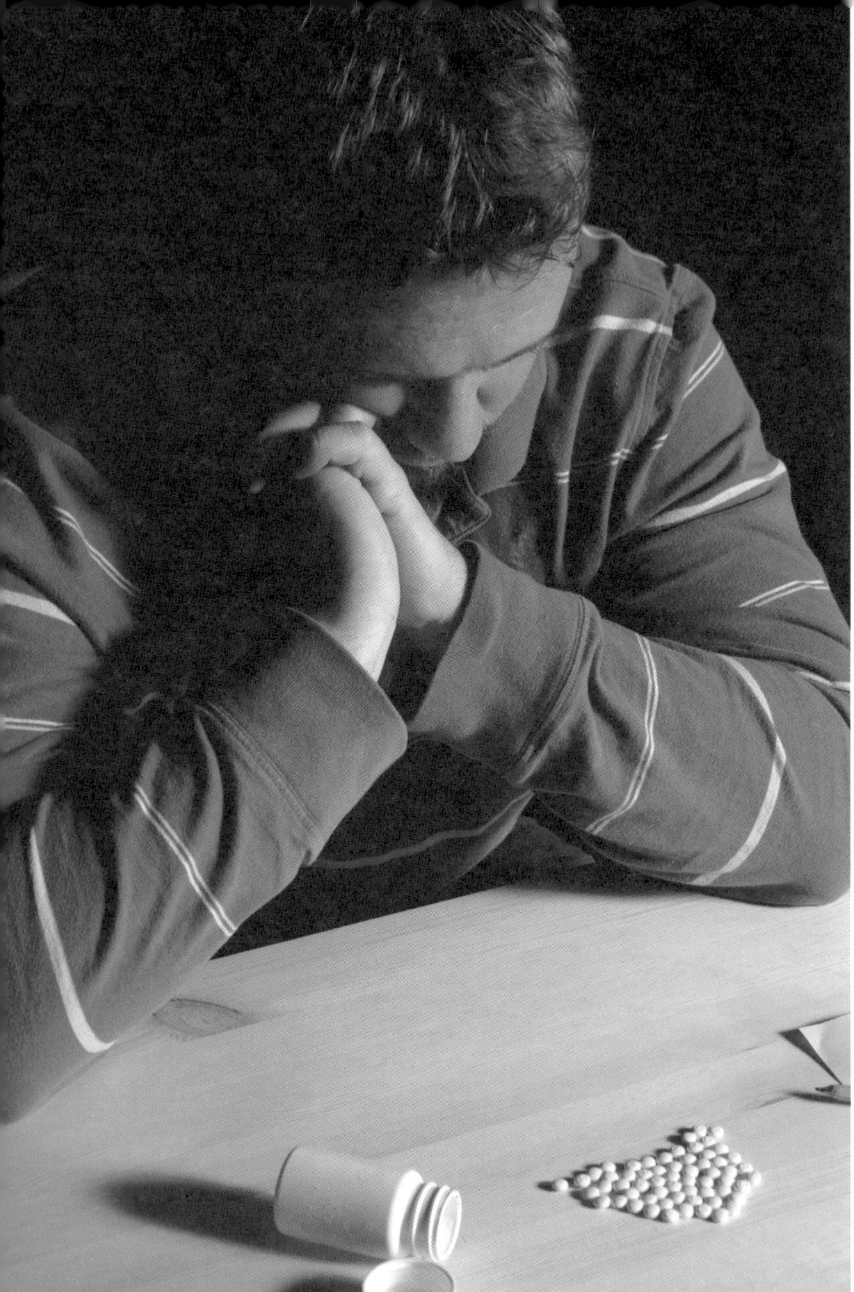

情懶的休息，不想與人互動，社會時事漠不關心，這樣對腦神經的刺激越來越少，就會造成退化，導致阿茲海默症等疾病，這也是老年人器官急遽退化的主因。

一般賀爾蒙在壓力形成的時候，會影響細胞而產生變化，讓我們的健康出現問題，這些症狀多數反映在年紀大的人身上。大部分的年輕人會與家人或朋友傾訴煩惱，宣洩情緒，再思考如何為自己帶來快樂，這些都是抒解壓力的方法，但老年人因為交友範圍縮小，負面情緒導致憂鬱症上身，老化退化現象日益嚴重，以致難以收拾。

Care 靈——慢活 回歸健康作息

「不想要擁有年輕健康生活的人，請舉手。」我對外演講時，若問到這一題，台下沒有一支手舉起。若青春活力是人人追求的目標，那除了拒糖之外，最重要的就是生活作息固定了。

如果生活作息十分固定，那我們的身體自然能夠清楚分辨這時候該做什麼事，作息不固定的話，那麼就非老不可了。在一天的活動中，吃東西、休息、運動、工作等等。就像我們會知道汽車什麼時候該加水，什麼時候應該定期保養和檢查，什麼時候需要適當的休息，我們人體的器官也是相同的道理。

原則上早睡早起是不二法門，一旦生活作息不正常，體內的賀爾蒙也會跟著大亂，免疫力自然下降，導致細胞容易老化甚至死亡。想要生活規律，我們可以將事情先按照計劃排定，固定的時間有該做的事情，更不會有突然的事情來打亂進度，細胞分裂有其固定的次數，壓力大可能導致細胞提早衰退或是不分裂，這些情形都會加速我們的老化。

體內抗老　青春常保

現在有許多人為失眠所苦，想睡卻不能睡，痛苦的不僅是心理，更是身體。曾經有研究發現：如果人一個禮拜沒睡，輕則精神錯亂，嚴重的話甚至會死亡！可見睡眠對人的重要性。

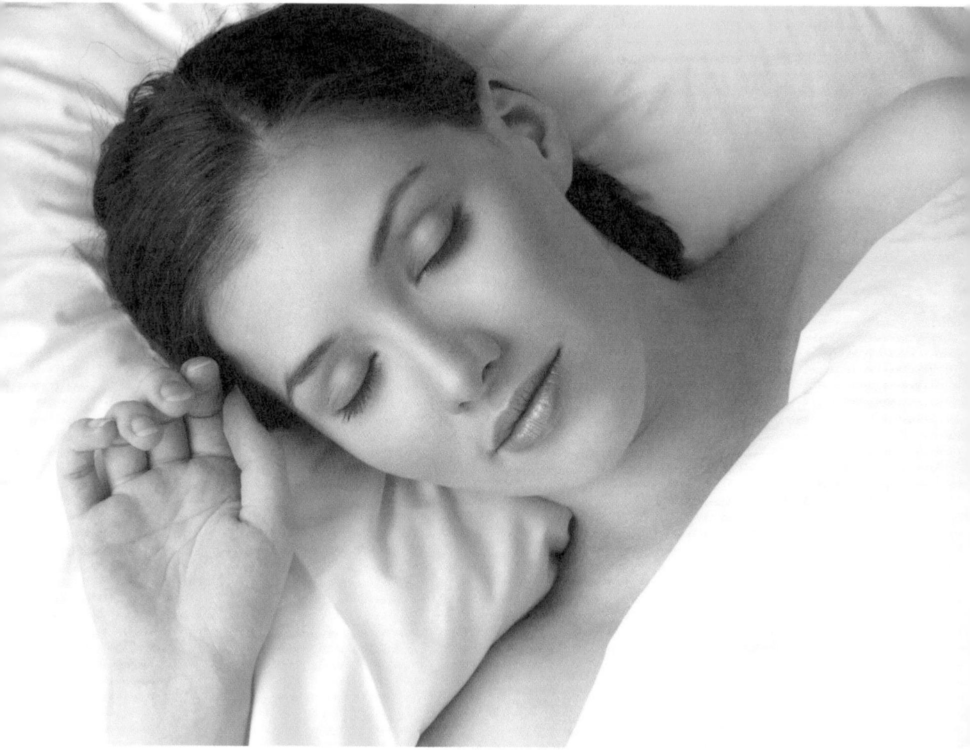

運動是需要計畫的。美國疾病管制中心（CDC）研究，一般成人每天只要有三十分鐘的中等運動（例如步行），就可以消耗六百到一千二的卡路里。想想看，三十分鐘的路程，也許就是從車站到公司的距離，少搭一趟車，不僅省錢又健康。讓我們嘗試著將運動變成生活的一部份，記住：運動是重回年輕的開始！

輕鬆回春的運動流程

一套完整的運動流程，可以讓全身都活絡起來，並且減少運動傷害。我自己在游泳時，都一定會暖身伸展，以免受傷。

我一直強調，人體就像車子，發動前也是需要暖車，才能馳騁在路上。運動前的暖身至少要五到十分鐘才足夠，而且要從慢到快，並加入伸展拉筋等動作，讓肌肉放鬆有彈性再開始主要的運動。運動完後還要留有五到十分鐘伸展，讓肌肉恢復到運動前的狀態，比較不會緊繃不舒服，也降低運動傷害的可能性。

長期睡眠不足容易導致過勞和壓力大，會影響我們工作上的表現，不僅注意力不集中、創造力降低，甚至會危害心臟與代謝。日本的研究結果顯示，長期睡不到五小時的人，心臟病發的機率是一般人的三倍！如果低於六小時，則會代謝不良，罹患糖尿病的機率高一點五倍。

要養成規律的生活作息，正常的睡眠是重要環節。和生活環境、賀爾蒙分泌的退黑激素（Melatonin）息息相關。白天若是多活動、曬曬太陽，則退黑激素在晚上就會分泌而進行活化，加上一個適合自己的枕頭，睡前兩小時請勿進食，避免茶或咖啡等刺激性的食物，聽聽音樂、看看書放鬆心情，燈光盡量昏暗一點，幫助睡眠。

有些肥胖的人，不知道自己晚上會有呼吸中止症，就容易出狀況，隔天起來常顯得很疲勞，不僅白天想打瞌睡，到了晚上又想繼續睡。肥胖會影響睡眠，是因為油脂導致不能自主的呼吸，所以導致永遠都覺得睡不飽。這種人要趕快減肥，來降低肥油堆積，或是戴著機器入睡來改善。

另外，有些人重視的是睡眠時間長短，照正常的身體機能來說，五、六十歲的人其實都睡不久，也很容易早起，在晚上十一點前就寢是最為養身的，因為子時的時候正是肝臟修復的黃金時段。如果我們每天都按照這樣的方式實行，並且不要過度運動而增加心臟的負擔，這些都是最簡單、省錢又有效的抗老化方法。

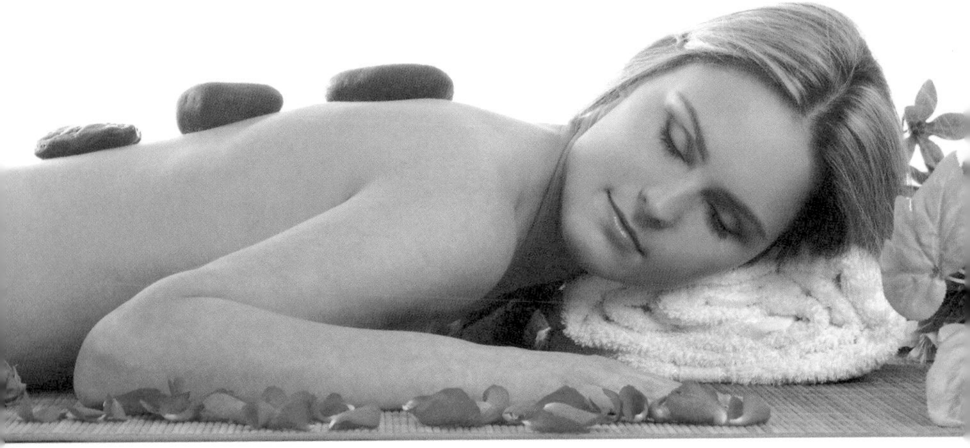

Part 3

抗加齡最新對策

追求美麗是一年四季都要做的功課，
有健康的身體才有美麗的外表。
現在生活中充滿毒素，會累積在身體中，
拒絕各種毒素，提升防禦力抵抗環境的各種汙染，是當務之急。

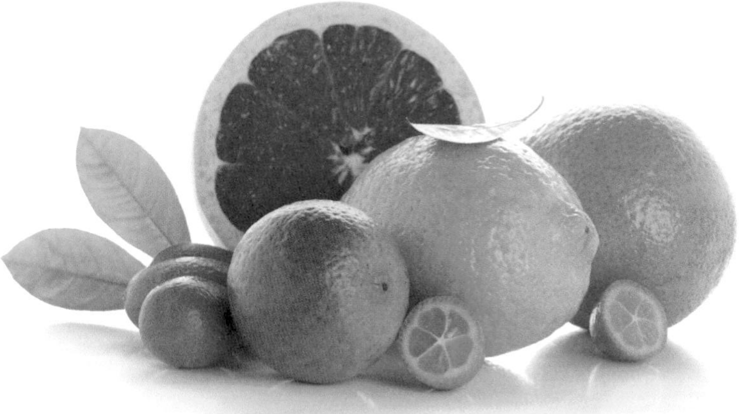

01

美魔女的小秘密

微整形

不曉得大家有沒有發現，電視上有些明星看了幾十年，觀眾都從少年少女轉成人妻人父，明星的臉卻還是跟年輕時一樣帥氣漂亮？或是身邊的朋友同事，許久不見，你的皺紋越來越深，對方卻沒什麼改變，甚至看起來還比以前更年輕？我身為專業醫師，在這裡要偷偷說個小秘密，演藝人員的青春不老，部分是因為做了微整形。

許多人一定會覺得很奇怪，抗老化的書為什麼要講到整形？其實如果想快一點變年輕，微整形不失為一個好方法。在門診許多案例裡，我看過太多人因為微整形，變得漂亮有自信，進而懂得照顧自己、愛自己，並且知道保養身體，讓自己活的健康美麗；因為小小的調整，改變、增強了信心，讓我覺得我的專業付出，對求診的人是一件有意義的好事。不過站在專業的立場，我還是要提醒，一定要多溝通、比較，選擇有口碑的專業診所，對自己才有保障。

永保水嫩肌膚——玻尿酸

而目前流行的微整形，大多是使用玻尿酸。玻尿酸一般被稱為不動刀的整形，由於施術簡單，風險低，恢復期短，對上班族來說非常方便，常常有人利用午休時間，施打玻尿酸。

為什麼玻尿酸這麼好用？其實它是本身就存在真皮層中，人體皮膚主要的保濕因子，但是會隨著年齡增加而逐步流失。三十歲的肌膚，玻尿酸含量只有嬰兒期的百分之六十五，到了六十歲只剩下百分之二十五，真皮層的水分大幅降低，會失去彈性與光澤，肌膚自我修護力也下降，產生縐紋、黑斑。

現在的手術方式，是將玻尿酸重新注入體內，使皮膚中的玻尿酸增加，就可以恢復潤澤，快速年輕，還可以改善凹陷的臉頰，使面像線條更好看。

五分鐘美容——微晶瓷

微晶瓷近幾年在韓國非常流行，由氫氧磷灰石鈣組成，也就是俗稱的骨粉，是人體牙齒及骨骼的礦物成分，外觀就像細微的珍珠顆粒，被黏稠狀的凝膠包覆。因為和人體的相容性很好，因此一般不會產生過敏，安全性很高，而且療程短、效果快、不容易位移。

引進台灣後迅速成為愛美人士的新寵兒。大部分是用來豐頰、隆鼻、墊下巴，補回已經流失的膠原蛋白，比起開刀的風險低很多，完全沒有疤痕，也幾乎沒有瘀青或腫脹，只有因個人體質差異出現的術後些微紅腫。

跟玻尿酸比起來，微晶瓷由於材質較硬，易塑形，許多人早上預約，中午就來打微晶瓷，冷敷退紅腫後，下午即可外出，有「五分鐘美容術」之稱。術後的外觀及觸感都非常的自然，感覺就像是自己天生的一樣。

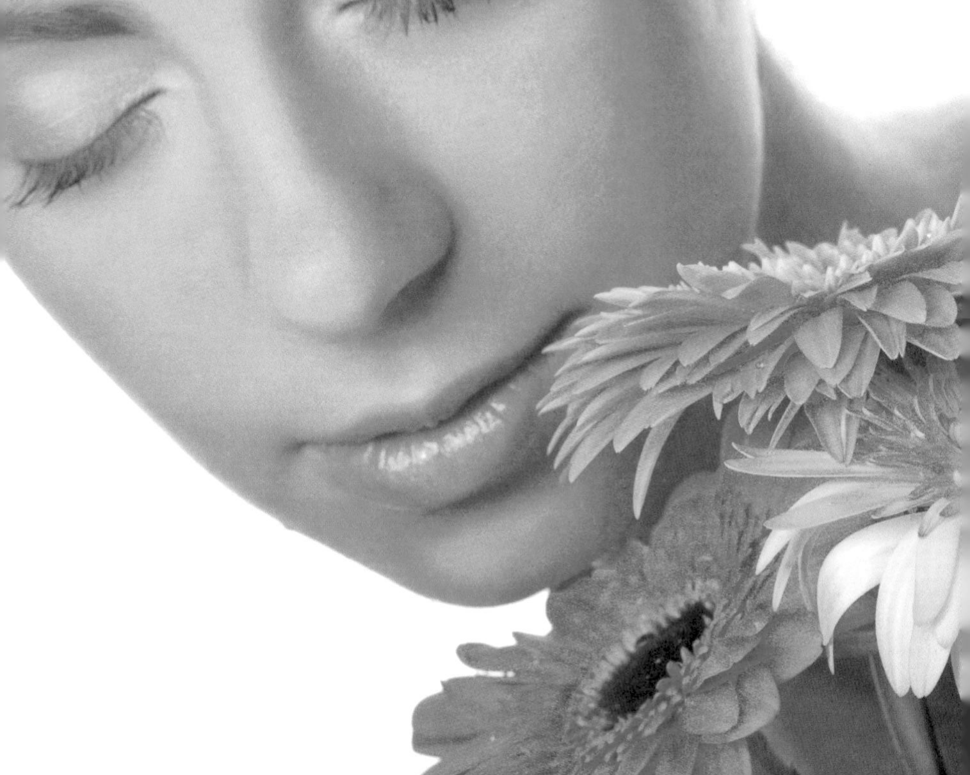

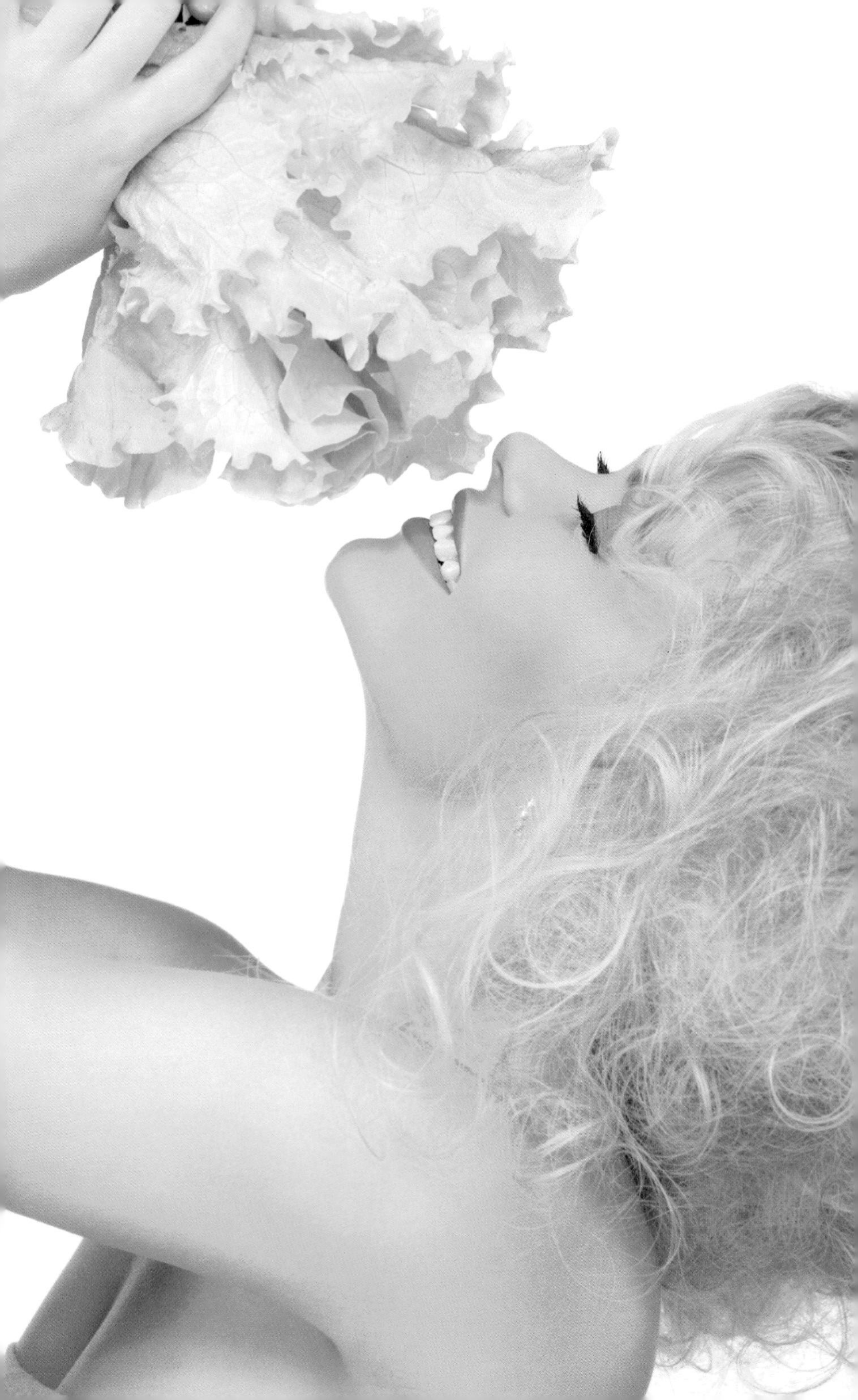

修補歲月的鴻溝——肉毒桿菌

由於地心引力的影響，加上陽光的曝曬，再加上臉上表情使得臉部肌肉不斷運動，歲月就留下紋路，形成皺紋。皺紋會隨時間加深，但是可以透過注射肉毒桿菌素改善。大部分的人都想要有小巧的瓜子臉，會在意抬頭紋、魚尾紋、國字臉等等問題，注射肉毒桿菌只要十分鐘，就能調整臉部曲線，恢復年輕肌膚。

不只臉形，討厭的蘿蔔腿也可以用肉毒桿菌修飾改善，因為注射肉毒桿菌，可以改善肌肉緊繃的狀態，撫平肌肉線條。一般而言三到七天便會看到除皺效果，依照個人體質狀況可維持三到六個月左右。它還可以控制排汗的末梢神經，抑制產生排汗的化學物質釋放，改善體臭，抑制多汗的效果約可持續六到八個月。

外在的美麗，是可以靠一些快速簡單的方法維持的。如果想更進一步了解微整形，我在另一本書《整形美學——日本美容外科 SMAS 筋膜 臉部 體型黃金比例學》中有詳細的介紹，大家可以參考。

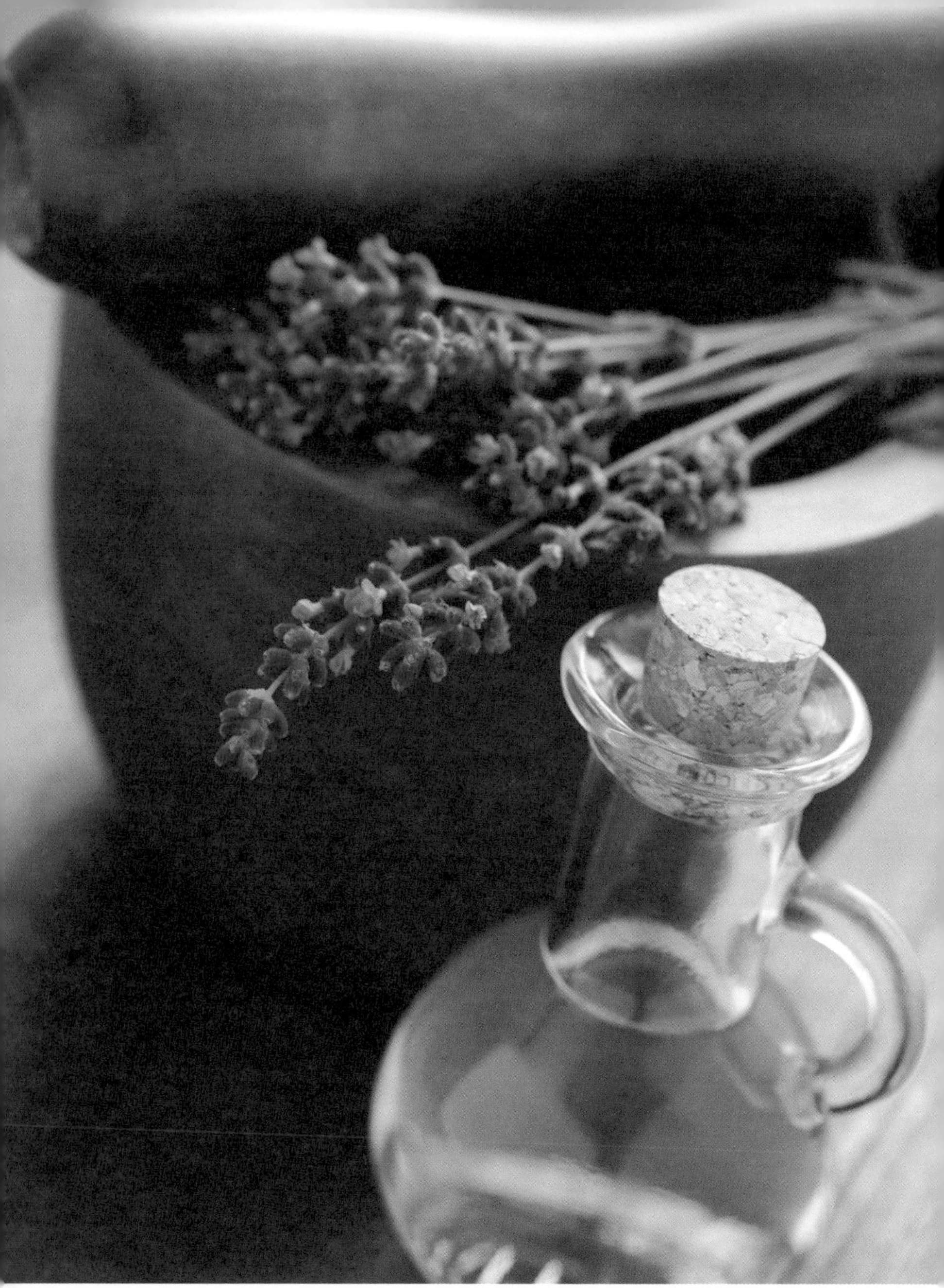

02 SKIN、BODY、MIND 身心靈同步美麗

我想任何人，特別是女性，都嚮往美麗與年輕。但是不當飲食與精神壓力、環境賀爾蒙、廢氣、空調……，都會讓皮膚老化。追求美麗是一年四季都要做的功課，有健康的身體才有美麗的外表。現在生活中充滿毒素，會累積在身體中，拒絕各種毒素，提升抗氧化防禦力抵抗環境的各種汙染，是當務之急。SBM 排毒法與四季排毒法，是我依據自己的專業與日本抗老理論，所融合而成的排毒方法，可以很簡單的應用在生活中，大家可以試試，讓自己美麗健康。

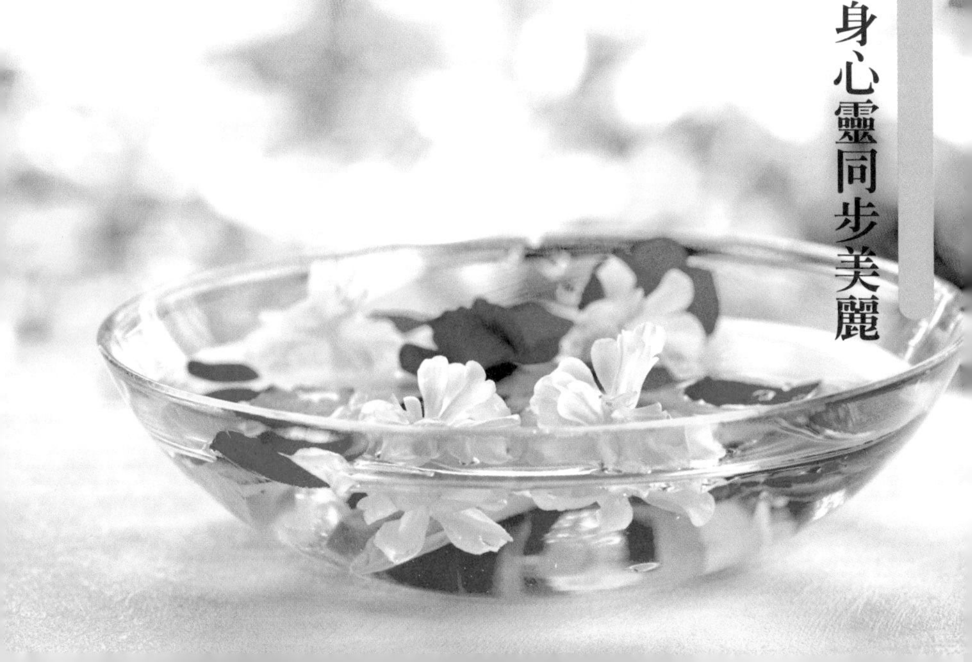

日本流行 SBM 排毒法

說到排毒，就要從最表層的皮膚做起。正確清理我們的皮膚，是排毒的第一步。大家都知道，有化妝一定要卸妝，但是如果沒化妝呢？答案是要的！因為現在空氣很髒，即使沒有上妝也一樣有灰塵污垢黏在臉上，每天都要清除附著在皮膚上的污垢、清潔毛孔，還要定期做淋巴穴道按摩，促進新陳代謝皮膚才會光亮，作好基礎保養，才能對抗紫外線所產生的老化和斑點。

身體排毒就跟生活有關，不僅要注意所有通過嘴巴，吃進肚子裡的東西，保持均衡的飲食和規律的生活習慣，拒絕導致各種與皮膚疾病相關的有毒

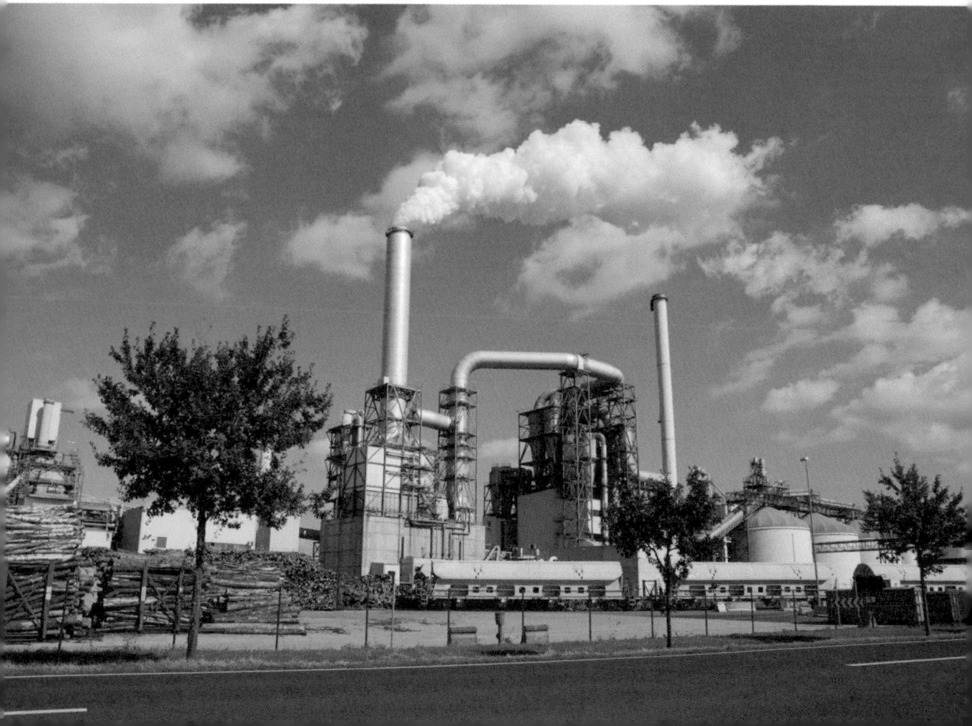

物質，例如環境荷爾蒙、塑化劑……等。身體定時排便，才能清理腸子裡的毒素，多運動流汗，排出殘留的防腐劑或塑化劑，讓身體充滿健康活力。

身體的毒素排出恢復健康，心靈也是需要排毒。積極面對老化過程，才是抗老化最重要的態度。讓心年輕，保持正向的能量，可以藉由旅行，閱讀，排解情緒，不要讓負面情緒囤積在心中，就是心靈排毒的最佳辦法。

陽光下也美麗——四季美容排毒法

所有的生物，包括人類在內，身體運作都是依據春夏秋冬自然的規律生活，才能維持最好的品質，並且會反應在臉上。日本人會依四季變化特質，搭配不同的生活習慣，達到年輕與美麗的目標。「四季美容」，就是一個「在陽光下也能美麗」的美容理論，在不同的季節用不同的保養方式，保持外表的年輕美麗。

四季肌膚保養守則

在春天的時候，因為新陳代謝快，皮脂分泌多，就容易有粉刺、青春痘，而且春天百花盛開，花粉症特別容易發作。要特別注意過敏，盡量挑選清爽，保濕型的化妝品，多攝取酵素，讓代謝正常，就能擁有美麗的春天。

在炎熱的夏天，紫外線強烈，許多人因此而曬傷，要特別留意防曬；皮膚分泌大量的油脂，青春痘、粉刺這個時候會特別多，清潔就要多注意。最好挑防曬、美白型的保養品與化妝品，多喝果汁少吃冰，隨身帶洋傘，就不會成為黑美人。

秋天是季節轉換的時候，會出現色斑，皺紋，下垂，暗沉，皮膚粗糙等狀況，代謝也不像春夏這麼好，這時候要注意去角質，多挑選美白滋潤型的保養產品，還要勤加按摩刺激新陳代謝，皮膚才會保持緊實彈性。

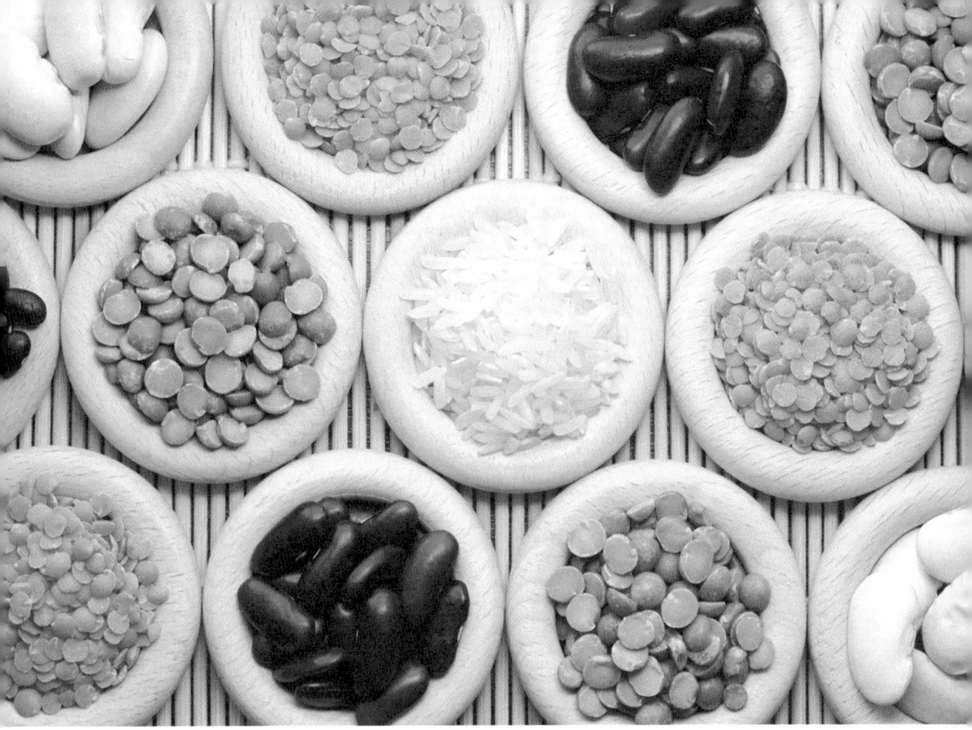

到了冬天，皮膚最大的敵人是乾燥，色斑、皺紋通通跑出來，除了保濕之外，還要按摩促進代謝，補充身體所需要的營養，就能美美的度過嚴冬，迎向下一個春天。

吃對食物　輕鬆抗老

但是抗老化是內外都要照顧的。外表的保養做到後，內在的抗老也不能忽略。不同季節要攝取不同的食物，可以讓皮膚和身體充滿年輕活潑的能量。

春天就要多吃西洋菜、紫蘇、菊花、芹菜、青椒、西蘭花、菠菜等，其中有些大部分人不愛吃的（像是菠菜、青椒）但為了健康，多少要補充一點。

夏天是水果天堂，柑橘、甜瓜、檸檬等等食物多吃點吧！不管是榨汁還是生食，都很有幫助！而南瓜，甘藷這一類的主食，纖維質很高，可以幫助排便防止便秘，排出毒素。

到了秋冬，胡蘿蔔、西紅柿、草莓、荸薺、牛蒡等營養價值高的食物就要多攝取，補充身體所缺乏的營養，讓明年春天更有活力！

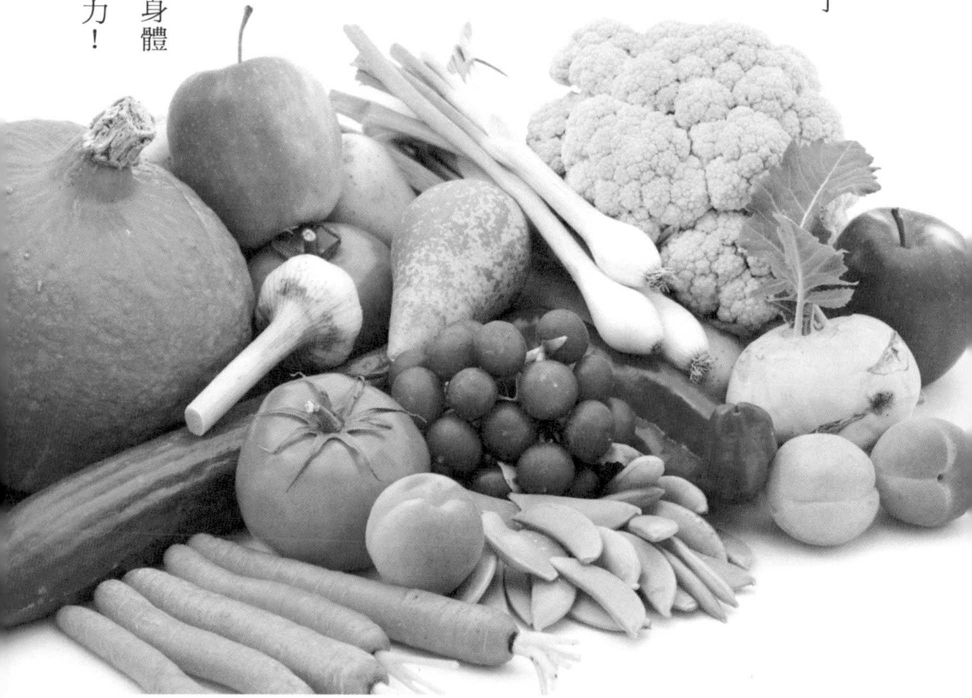

03 賀爾蒙決定你的老化年齡

荷爾蒙的神奇效用，在兩百年前就被證實了！當時法國就有研究發現，年老的動物打入雄性荷爾蒙（那時候是從睪丸粹取），精神體力竟然都提升不少！成為男性抗衰老妙方，也吸引越來越多人投入研究。

神奇的荷爾蒙

荷爾蒙是種神奇的化學分子，由內分泌腺製造，在血液裡的濃度不高，卻擁有舉足輕重的地位。它藉由血液循環輸送到全身，負責傳遞身體器官之間的訊息。不同的荷爾蒙各有不同的功用，維持身體細胞諧調，所以缺一不可。

我常將荷爾蒙比喻為信差，整個內分泌系統就像是結構龐大又精密的集團企業，無論總公司下達什麼命令，都需要派出信差傳達到旗下的子公司去，不同的信差，傳送不同的指令到特定的子公司執行。荷爾蒙因為隨著血液快速流動，傳送命令至全身，因此只要少量的荷爾蒙，就能影響多處器官，像是女性荷爾蒙，除了影響生殖系統，也連帶影響腦部、骨骼等等器官。要是沒有了荷爾蒙，細胞就沒辦法發揮全部的功能。就好像一家公司裡，員工無法與老闆溝通，大家缺乏方向，公司就無法成長、正常運作。當人體沒有荷爾蒙時，身體機能也就發生混亂。

時間會帶走的荷爾蒙

你玩過疊疊樂嗎？將木條積木疊成塔，再一根一根抽出，直到木塔失去平衡然後倒下。就像是各種荷爾蒙之間，彼此牽制加成，形成最佳的平衡，但如果缺少其中一種，就會牽動整個內分泌系統，使內分泌失調身體便出狀況，就像木條被抽出的疊疊樂，最後支撐不住就垮下來。人體有幾種荷爾蒙，會隨著年紀而漸漸流失：分別為生長荷爾蒙、退黑激素、甲狀腺素、性荷爾蒙，因為這缺乏這四種荷爾蒙，所以人就漸漸老化。

生長荷爾蒙

生長荷爾蒙，就像身體的一把鑰匙，能開啟細胞生長的開關，在青少年體內最多。現在各國的研究都證實，生長荷爾蒙可以使肌肉飽滿發達，提高代謝率，並讓皮膚充滿彈性（這個功效大概是所有人最感興趣的），成為抗老化的熱門話題，被廣泛運用在保養品、健康食品中。

退黑激素

作家王文華曾經說過一句話：「以前十點才出門，現在十點就想睡；以前一覺到中午，現在六點就醒來。」道盡許多中年人的心聲。為什麼年紀大了，生活作息會有這麼大的不同？

有很大的原因是因為退黑激素。退黑激素又被稱做「黑暗荷爾蒙」，只在入夜時分泌，在身體完全休息放鬆時釋放，幫助睡眠、調整生理時鐘，讓人體徹底休息修補放鬆提升免疫力。年紀大的人退黑激素下降，常睡不好就更容易老，這時候就要適時補充以免衰老更快。

甲狀腺素

疲累、記憶力變差、焦慮、精神不佳等等這些「初老」症狀，是不是已經找上了你？小心，這很可能是因為甲狀腺缺乏。甲狀腺體積雖小，卻影響全身的新陳代謝，像是體溫、心跳、專注力等等基本生理機能。甲狀腺就好比汽車發動時的轉速，一般汽車可能轉速要達到六千或五千，但是有的人在四千轉的時候就開始覺得疲勞、沒有精神，可能就是甲狀腺素太低；同樣的，如果轉速太高，引擎也容易操勞，各種機器都會因為運轉過度而破壞。

甲狀腺隨著年紀會逐漸減少，而導致失智；現在許多人中年發福，肚子整整大了一圈，非常不好看！這種中廣型的肥胖，也有可能是甲狀腺不足所造成的。所以想瘦的朋友要注意

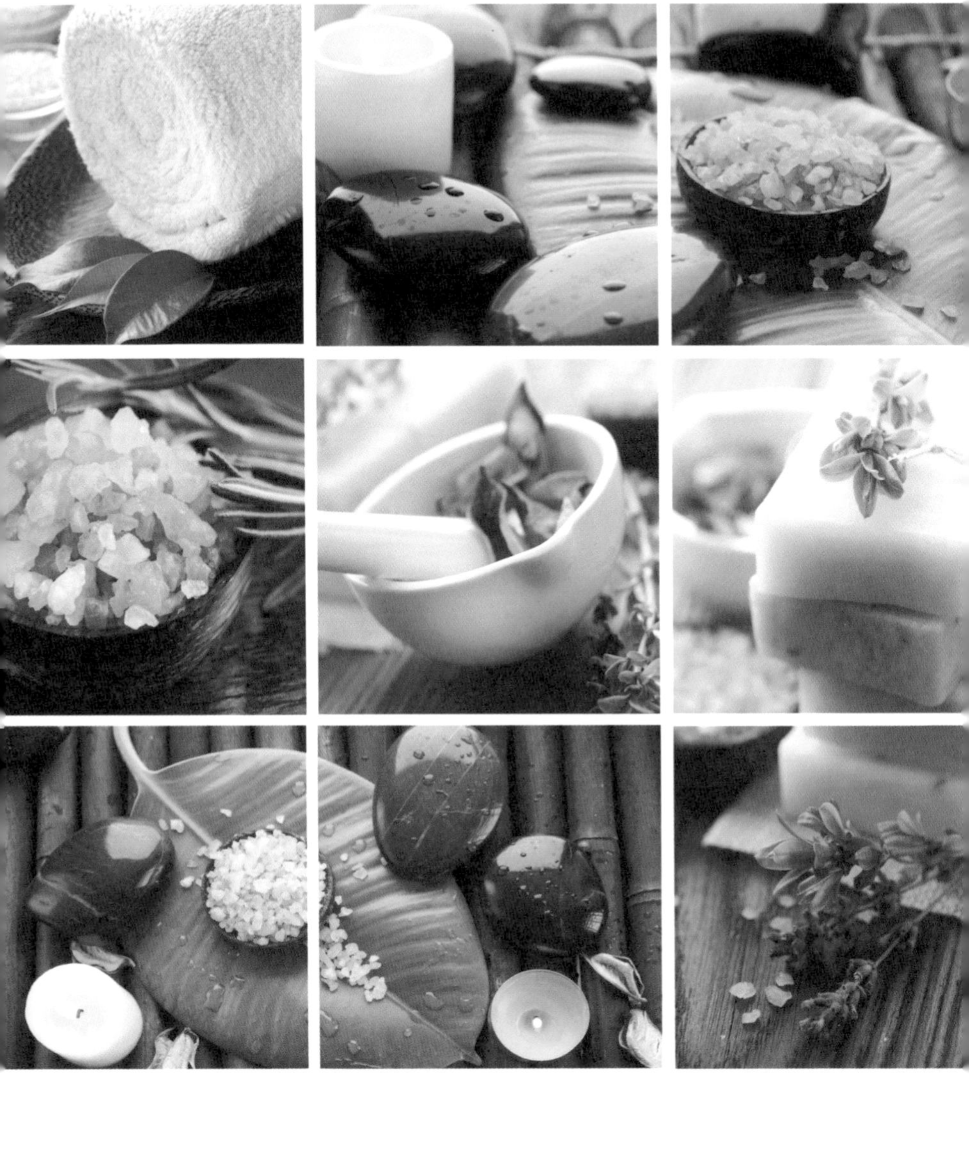

了，攝取足夠的甲狀腺，才能達成你的瘦身計畫。

性荷爾蒙

觀察一下身邊許多有點年紀的女性或男性，步入更年期，是不是特別焦躁、憂鬱、或突然身體燥熱？以前不會在意的事，現在變得特別敏感？甚至為此大吵一架。例如吃完飯沒洗碗，以前媽媽只是稍微提醒一下，但現在可能不只是提醒，而是大聲訓話。如果這正是你的家庭寫照，請溫柔對待你的母親，因為這是她的性荷爾蒙造成的，也許並非本人所願。

性荷爾蒙在青春期分泌最旺盛，但到了中年四、五十歲的時候，漸漸減少，會使人產生憂鬱、焦躁的情緒，體力大不如前、腰酸背痛、頻尿、頭昏無法思考等等不舒服的感覺。適時的補充性荷爾蒙，盡量維持生活規律，可以大大改善更年期不舒服的狀況。

補回流失的青春——HRT

「只要將減少的荷爾蒙補回去，就可以改善以上這些症狀了嗎？」

談到荷爾蒙，許多人就會這麼問我，而答案是肯定的。荷爾蒙療法——HRT，就是適時補充身體所需的荷爾蒙。醫生會抽血檢測各種荷爾蒙含量，依實際狀況來補充，像是失眠睡不好，就攝取退黑激素；女性多補充雌激素與黃體激素，可以調節月經不順、經痛、更年期不舒服等狀況；糖尿病患者增加胰島素，可以維持血糖濃度。荷爾蒙療法幾乎能夠改善，所有因為荷爾蒙失調而產生的疾病，因此現在已經被廣泛運用。我身邊七十多歲的長輩，原本身體有些不適，實行荷爾蒙療法之後，現在精神體力比我還好。

「荷爾蒙這麼神奇，只要生病就把它當作萬靈丹吃就好了啊！」這卻是錯誤的觀念。正因為荷爾蒙很有效，使用的時候更要小心謹慎，檢測出缺乏才補充，若過多可能會導致某些副作用。像是乳癌、卵巢癌，血栓就不適用荷爾蒙療法，對於已經罹患癌症的患者，如果還刺激他的荷爾蒙，這樣就容易發生危險。

但比起荷爾蒙缺乏對人體所造成的影響，荷爾蒙過多的副作用其實是低的，只要深入了解荷爾蒙的作用，正確補充，仍是可以常保年輕。

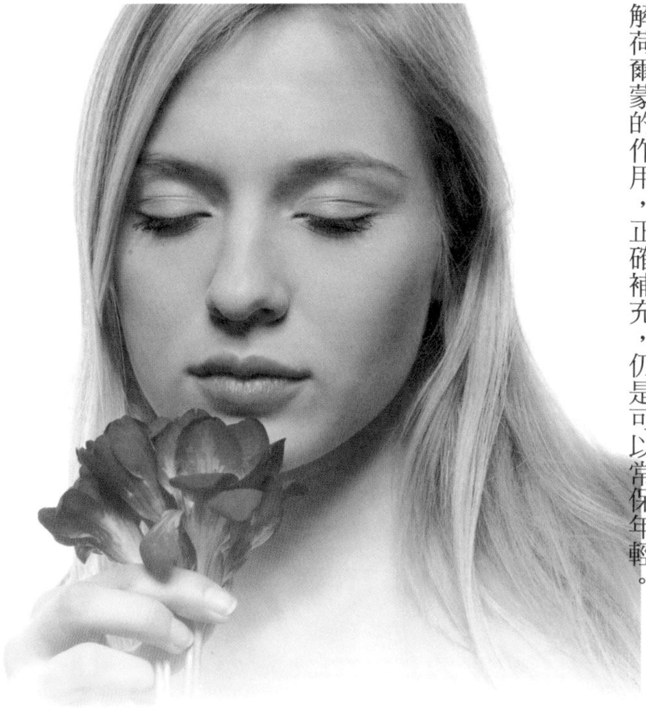

04 抗老化明日之星

抗氧化的幫手——SOD、AOB、ASTAXANTHIN

在目前最新的研究中，有三樣抗老化成份非常令人期待，分別是AOB、SOD和ASTAXANTHIN。AOB（Antioxidant biofactor）是萃取物及混合物，並非純物質；SOD（superoxide dismutase）則是原本就存在於體內的酵素。

AOB 改善文明病

AOB (Antioxidant biofactor) 是萃取自大豆、小麥、米糠、發芽米等穀類中，是一種糧食加工品，有很高的抗氧化效果，還能促進新陳代謝、養顏美容、消除疲勞。對現代人來說很實用，可以改善許多文明病，經過精純提煉，效果也很好，是日本高級藥妝店的紅牌產品。

抗氧化的 SOD

SOD（超氧化物歧化酶 superoxide dismutase）則廣泛存在於各類動物、植物、微生物中，它是一種重要的抗氧化劑，保護暴露於氧氣中的細胞，只要細胞不過度氧化，人就不會老的太快，所以 SOD 現在應用在抗氧化方面非常廣泛。

超級維他命 E 的 ASTAXANTHIN

ASTAXANTHIN 來自海洋中天然藻色類的萃取，有豐富的維他命 C、維生素 E 和 Tocotrienols 等美容、抗老化重要基礎元素。已經成為日本抗老的明星成分。

抗老美容熱門成份──富勒烯、環胜肽、醣蛋白

抗老化成分中，富勒烯能同時發揮抗自由基、抗氧化、淡斑美白與抑制發炎等四大作用，能夠有效降低黑色素生成、活化纖維母細胞、促進膠原蛋白合成，還能夠抗發炎，協助熟齡老化肌膚改善細紋、鬆弛、暗沉、斑點等，與左旋C合併使用效果更佳。最新抗老保養品除生長因子、白藜蘆醇、阿魏酸外，目前亦有幹細胞保養品流行趨勢。

現在保養品成分五花八門，消費者在購買的時候，看見成分說明上一長串、一長串的英文標示，怎麼分的出好壞呢？其實真正對人體有效的成分，不外乎是維他命C、熊果素等等，可以讓皮膚白皙的成分。不過現在有保養品會添加一個成分為環胜肽，是目前研究中新的成分，它是細小的蛋白質分子，可以深入肌膚底層，刺激蛋白質生長，恢復膠原蛋白彈性，皺紋、肌膚鬆弛等大家最在意的問題都可以改善，已經漸漸被廣泛運用在美容保養品中。下次購買保養品的時候，可以注意有添加富勒烯、醣蛋白、環胜肽的牌子，讓肌膚恢復年輕。

皇室回春妙方——胎盤素

胎盤素療法在日本地區，應用廣泛，已經有四十年歷史，在某些特殊疾病上還有健保給付，而用在美容抗衰老及止痛則必須要自費。

胎盤素自古就是各國皇室貴族們的最愛，現代社會中仍是政商名流所追求青春的妙方。但是在「醫療」上的貢獻卻常被忽略。

根據研究，胎盤素有調整自律神經、強肝、增加免疫力、調整內分泌、抗炎、促進血液循環、美白潤膚等作用，目前日本學者也正在研究它的防癌效果。

在日本「胎盤素」可透過肌肉注射、口服、靜脈注射、塗布，點滴等方式進入人體，現在還能結合穴道，讓治療效果更好。對於更年期障礙、慢性肝炎、過敏、經痛、自律神經失調、異位性皮膚炎、五十肩、風濕性關節炎、氣喘等等病痛，效果突出。

05

天然抗氧化食物——多吃多健康

孕育在大自然中的寶藏

生活中我們所吃的食物裡，大概有五十種營養素，這些營養素可以大略分為六大類：醣類、脂質、蛋白質、礦物質、維生素及水。

一：醣類，又稱為碳水化合物。是人體的主要熱量來源，可以從米、麵等主食中得到，我們把米吃下肚子裡會分解為單醣、雙醣、多醣然後被身體吸收運用。

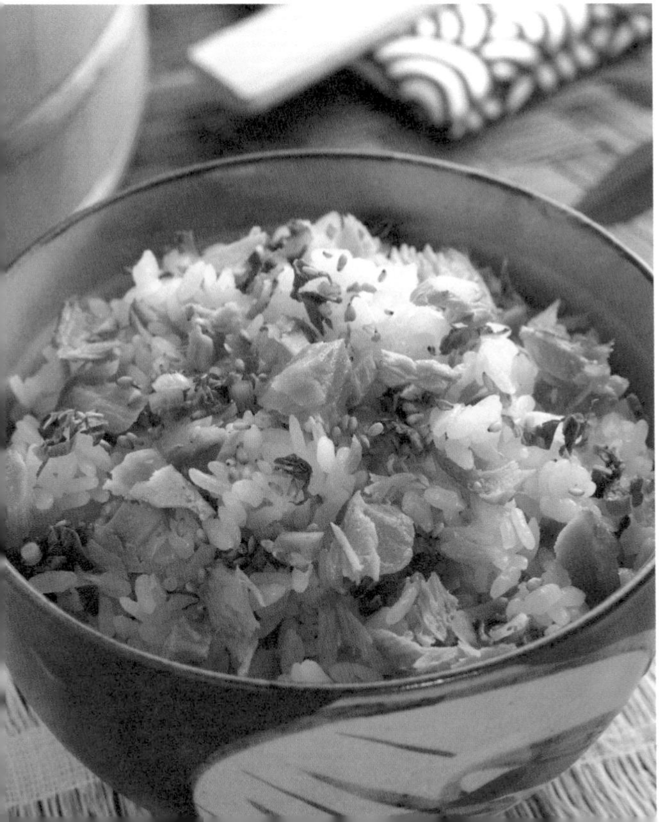

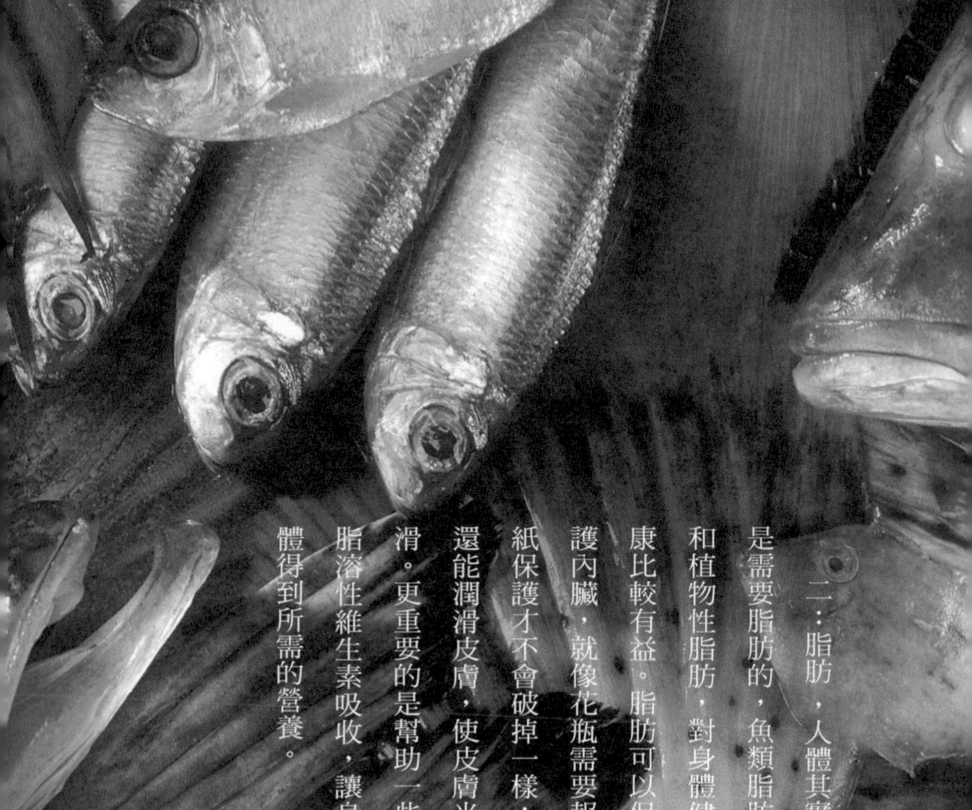

二：脂肪，人體其實是需要脂肪的，魚類脂肪和植物性脂肪，對身體健康比較有益。脂肪可以保護內臟，就像花瓶需要報紙保護才不會破掉一樣；還能潤滑皮膚，使皮膚光滑。更重要的是幫助一些脂溶性維生素吸收，讓身體得到所需的營養。

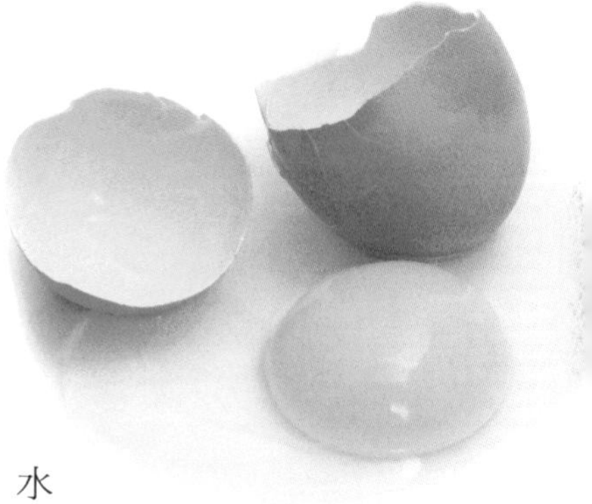

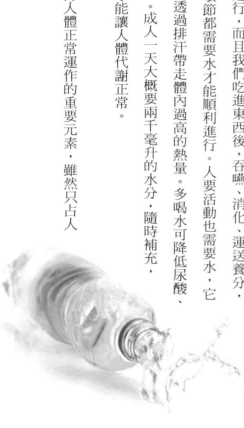

三：蛋白質，由二十二種氨基酸所組成，其中八種人體無法自行合成，只能從食物裡取得，主要的來源是奶、蛋、魚、肉、豆類。蛋白質是細胞組成的重要元素，我們可以不喝水，但是絕對不能沒有蛋白質。

四：水，在沙漠中，食物跟水只能選一樣，要選哪一個？答案是水！為什麼？因為身體有百分之七十是水，且細胞內的化學變化皆在水裡進行，而且我們吃進東西後，吞嚥、消化、運送養分，甚至是排泄廢物，各個環節都需要水才能順利進行。人要活動也需要水，它能潤滑關節、調節體溫，透過排汗帶走體內過高的熱量。多喝水可降低尿酸、預防痛風，避免尿路結石。成人一天大概要兩千毫升的水分，隨時補充，不要等到口渴才喝水，才能讓人體代謝正常。

五：礦物質，是維持人體正常運作的重要元素，雖然只占人

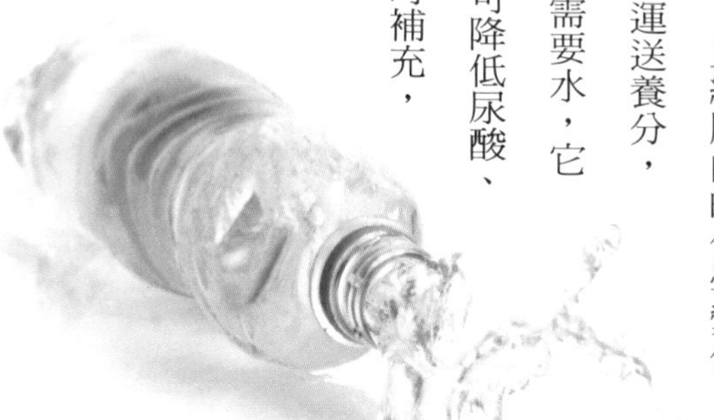

體的一小部分，卻是缺一不可。人體所需的礦物質有許多種，只要有一種過量或不足，就會擾亂身體平衡。許多疾病都是由於礦物質不均衡引起的。人體無法自行製造礦物質，只能依靠食物或營養素來補充。

六：維生素，現在被廣為討論。維生素是維持生命的重要元素，缺乏維生素會威脅健康。不同的維生素會引起不同的疾病，如果缺的是維生素A，那你的眼睛大概不會太好，可能會有夜盲症、乾眼症；若是缺維生素B_1，那可能常常會覺得疲累，還會有腳氣病。平時就要大量攝取多種維生素，讓身體保持強壯健康。

花青素：抗老化的美麗天然色素，營養保健又美容

廣泛存在植物中的水溶性天然色素，屬於類黃酮類化合物，它的存在使自然界中的植物花朵呈現出繽紛多彩的美麗，也使水果、蔬菜呈現出不同的色彩，是蔬果美容中養顏抗老的聖品。

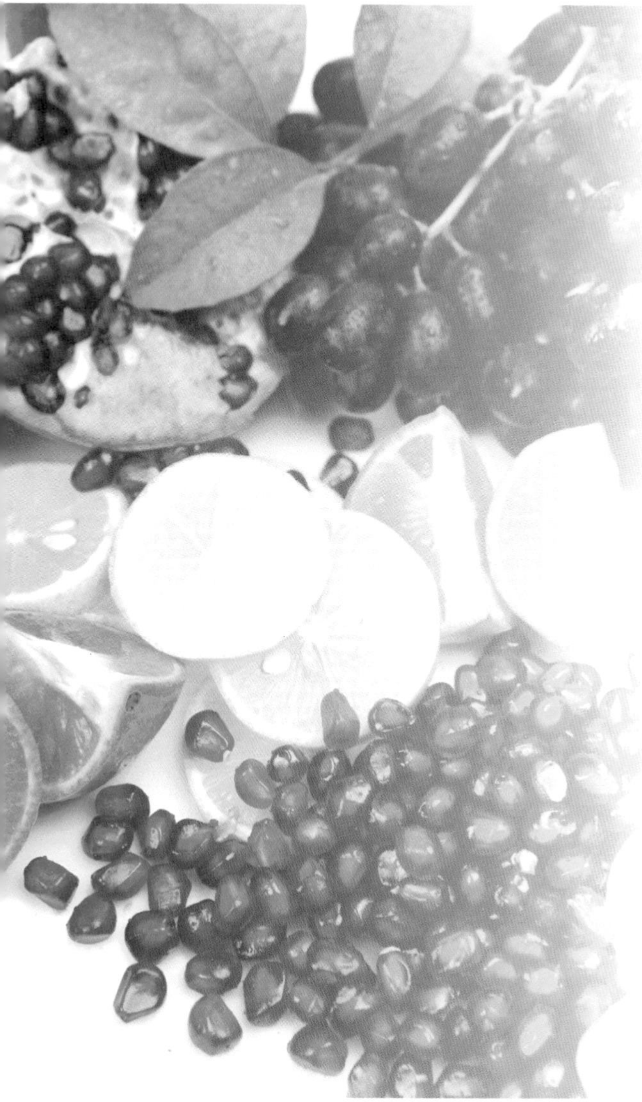

在天然食物中，主要存在紅色，黑色及深紫食物中，如莓類：櫻桃、草莓、桑葚和藍莓，紫薯、紫葡萄、紫甘藍、茄子皮、山楂皮、紫薯、黑（紫）米、黑芝麻中。

蔬果類的花青素是很強的抗氧化劑，可以降低自由基的破壞，保持血管彈性，改善循環系統和促進膠原蛋白生成使皮膚彈性有光澤，抑制炎症和過敏及改善關節的潤滑度。

天然抗氧化食物——多吃多健康

天然食物是大自然孕育的寶藏，他們含有豐富的維他命、營養素，是非常好的抗氧化食物，也最容易取得。維他命有很多種，現在大約分為四類包括：維生素A（beta-胡蘿蔔素）、維生素C（奇異果、木瓜、柳橙等）、維生素E（葵花子油、黃豆油、玉米油）、維生素B_2；其他抗氧化物如多酚類（來自葡萄，蘋果），黃酮類（蘋果、香瓜、紅酒等）、引朵類（花椰菜、高麗菜、大白菜）、番茄素（番茄、木瓜、胡蘿蔔、蕃薯）、花青素（花椰菜、甘藍菜、葡萄酒），各種藍莓、黑莓……中的 lutein 或 zeaxanthin 成份，這類抗氧化食物對於保持身體年輕特別有幫助。

我整理出一些抗氧化功效非常好的食物，大家可以多補充，越活越年輕！

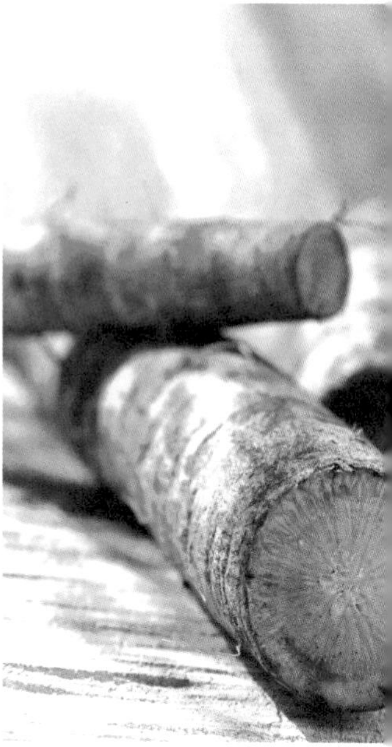

01 牛蒡茶

我的日本老師南雲博士，特別推崇牛蒡茶，還出了一本書，介紹如何用牛蒡茶逆轉時間。因為牛蒡茶中含有與人參相同的成分——皂素，可以將低膽固醇、帶走脂肪，對減肥與美容的效果非常好，又能讓血液循環順暢、提升免疫力、預防癌症，南雲博士就是因為每天喝牛蒡茶，讓身體年齡比實際年齡年輕二十歲！

02 石花菜

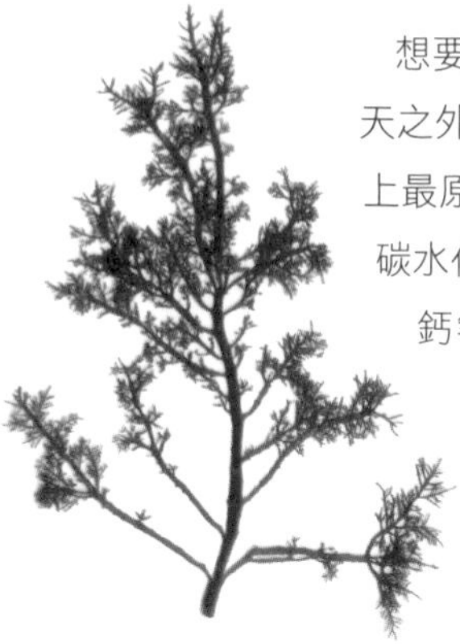

想要減肥的人，很常吃寒天來增加飽足感，但是除了寒天之外，石花菜也是日本流行的減肥食材。石花菜是地表上最原始的植物之一，生長在海底礁岩上，內含礦物質、碳水化合物、蛋白質、藻藍素、維生素 B_1、B_2、鉀、碘、鈣等。可以退肝火、幫助血液循環，改善高血壓、血管硬化、口臭、青春痘。因為有含豐富膠原蛋白，能使皮膚恢復彈性；還有天然纖維，不僅熱量低還能增加飽足感、幫助排便，是熱門的瘦身聖品。

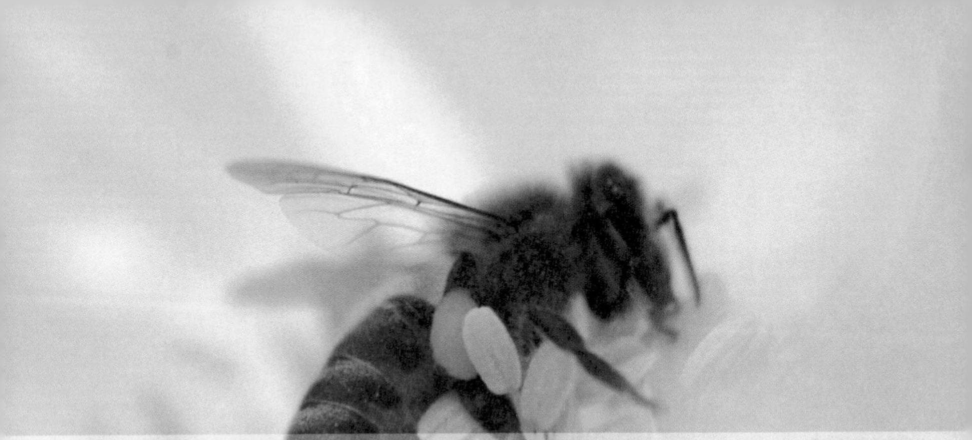

03 蜂膠

在歐洲，蜂膠是每個家庭必備的保健食品，因為蜂膠含有二、三十種的黃酮素、維生素、礦物質及微量元素。可以促進新陳代謝，減少疲勞，對感冒、消化道、內分泌、皮膚的疾病有令人驚異的預防效果。現在更用於對抗癌症、愛滋病、高血壓、前列腺、風濕症，糖尿病，都得到很好的療效。

04 檸檬

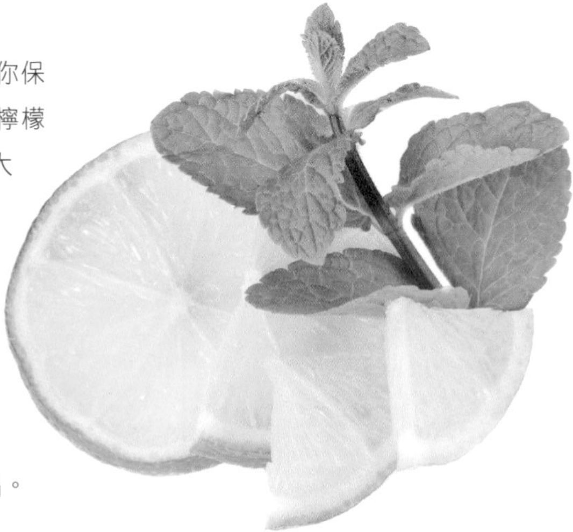

一天一杯檸檬汁，可以幫助你保持記憶力，遠離初老的行列。檸檬對血液循環以及鈣質吸收有很大的幫助，又因具有高度鹼性，被認為是治療所有疾病很好的藥。豐富維他命 c 更能夠預防癌症、降低膽固醇、克服糖尿病、高血壓、消除疲勞，對身體沒有任何副作用，是日常生活中易取得的健康食品。

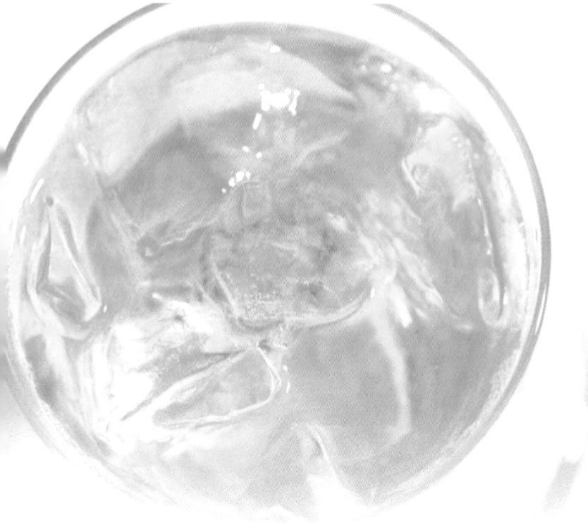

05 綠茶

綠茶現在風靡世界！因為綠茶在製作過程中不會發酵，所以能保有最多的兒茶素（catechins），兒茶素可以降低癌症發生、縮小腫瘤，具有防癌抗癌、降低膽固醇的效果。多喝綠茶還可以消除油膩感，很適合飯後飲用。

06 堅果

如果你無法抵抗零食的誘惑，嘴饞的時候就選擇堅果吧！像是杏仁、核桃、松子、南瓜子等，富含omega-3 脂肪酸，而且還含有豐富的維生素 E、硒、胡蘿蔔素等抗氧化成分，能去除膽固醇，預防動脈硬化、高血壓與心臟病，以及保護腦細胞不受自由基損害。但是要注意一點，杏仁不能吃過量，每天一小撮就好，不然是會過敏的。

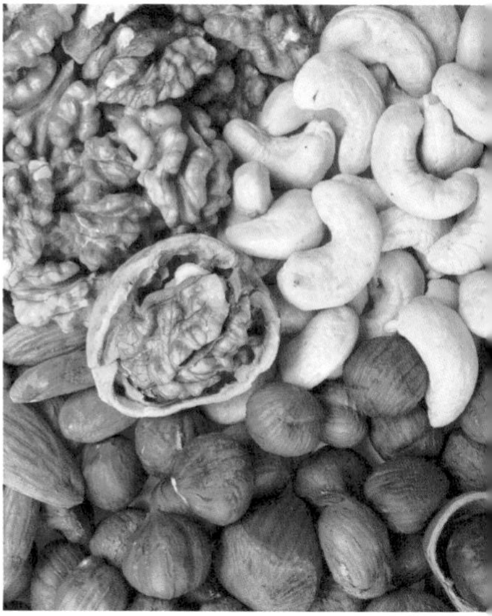

07 奇異果

最近有明星提倡，奇異果連皮一起吃，讓她保持年輕緊緻的肌膚。因為奇異果富含維他命 C，可養顏美容、助消化、增強免疫力、降低膽固醇。另外奇異果含分解蛋白質酵素，吃完飯的時候切來吃，可以促進蛋白質的消化、腸道蠕動，改善便秘、胃悶；又含豐富的鉀，可保持體液平衡和調節血壓。奇異果營養價值這麼高，也難怪它會成為紐西蘭的「農產國寶」。

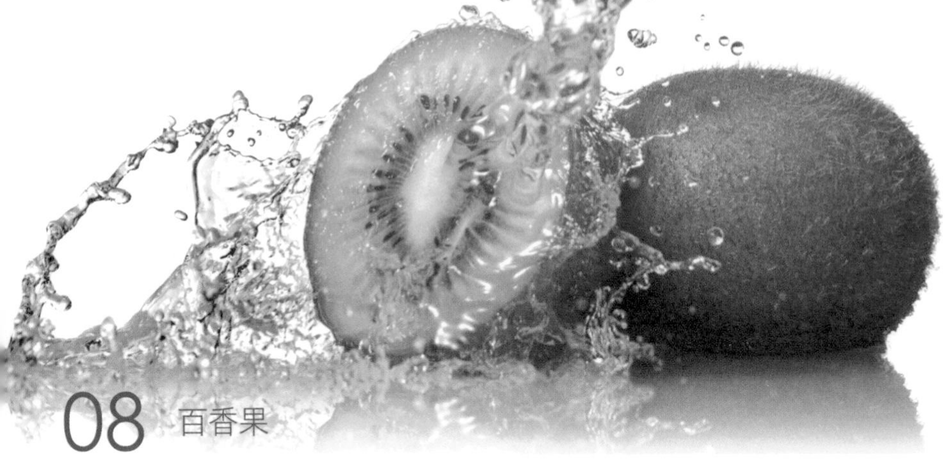

08 百香果

百香果是「果汁之王」！英文名字「passion fruit」，是熱情的意義，在大陸又稱為「愛情果」，單身的人要多喝，不僅可以養顏美容又能招桃花！百香果營養豐富，會散發出如番石榴、菠蘿、香蕉、草莓、檸檬、芒果、酸梅等十多種水果的混和的濃郁香味，具有豐富的胡蘿蔔素、SOD 酶，能夠清除體　自由基，是世界上公認的抗老化尖兵。

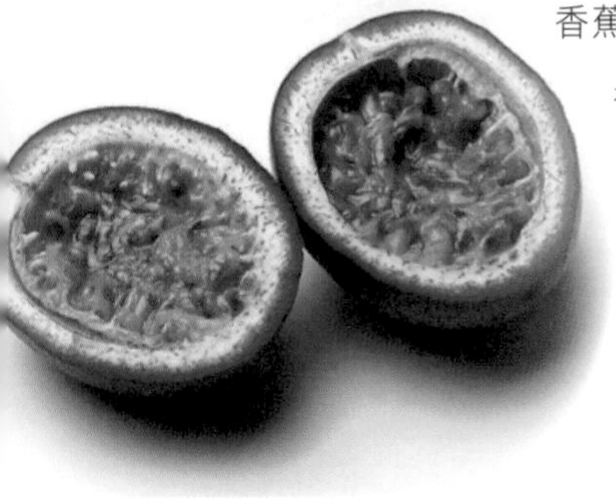

09 蘋果

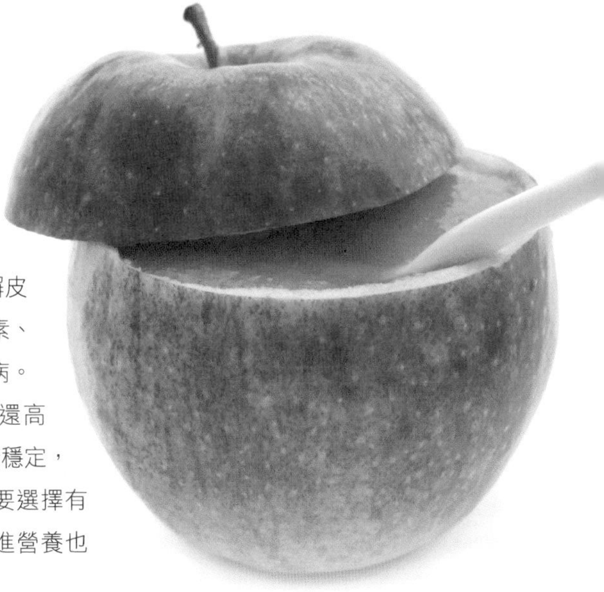

西方諺語說「一天一蘋果，醫生遠離我。」不是沒有道理。蘋果含有豐富的槲皮素（quercetin）、纖維素、維生素，能預防心臟病。且蘋果皮的營養成分還高於果肉，更能保持血糖穩定，只是如果不削皮，就要選擇有機無農藥的，以免吃進營養也吃進毒素。

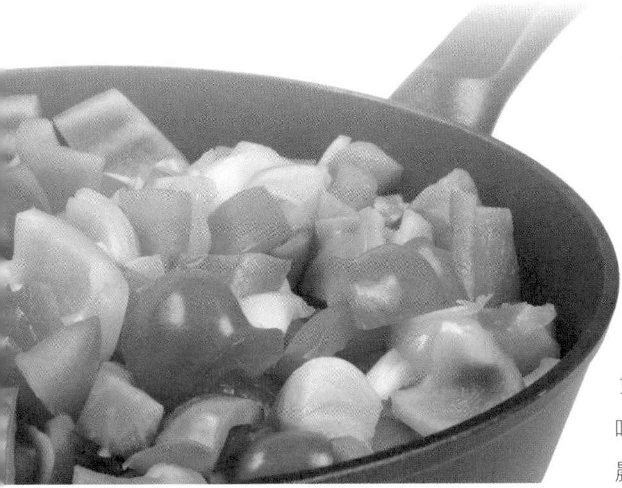

10 甜椒

五顏六色的甜椒，含有豐富的β胡蘿蔔素，是強而有力的抗氧化劑，能增強免疫力。小朋友如果不喜歡，可以切絲做成燉飯或義大利麵，最好連皮一起吃，但是一樣要挑選有機無農藥才安全。

11 綠花椰菜

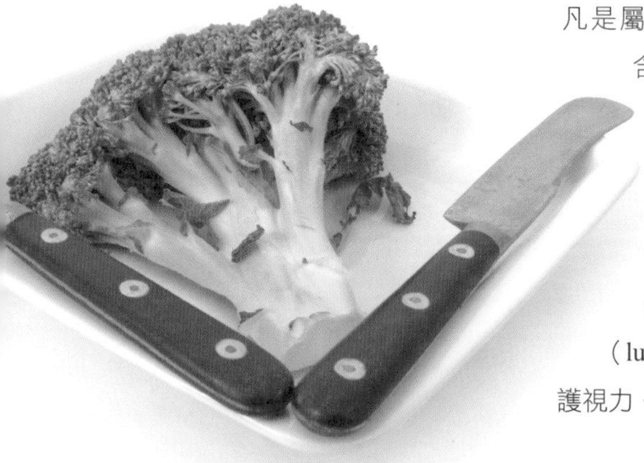

凡是屬於十字花科的蔬菜，都含有豐富的葉酸、纖維、β胡蘿蔔素和維生素C。綠花椰菜的抗氧化功力是數一數二的，它含有豐富的蘿蔔硫素（sulforophane）、葉黃素（lutein），能預防癌症、保護視力。

12 芒果

芒果有大量的β胡蘿蔔素、蕃茄紅素和黃體素，抗氧化效果顯著。也含有豐富的可溶性纖維幫助消化，能降低膽固醇，保護心臟。但是芒果容易引起過敏，過敏的人就要適量，有任何不舒服就要換另外的食物，絕對不可多吃。

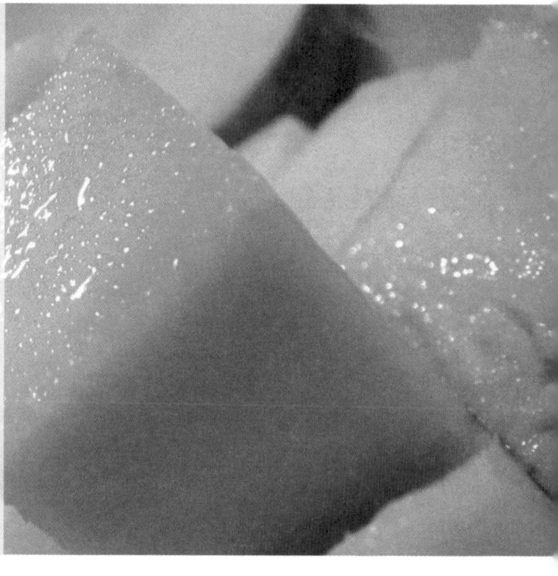

13 糙米

糙米比白米有更高的營養價值，大量的纖維，有助消化、排便順暢。此外還有大量的維生素B群，能安撫神經。現在有很多健康食品是把糙米變成穀片，直接加在牛奶裡就可以吃了，當成早餐或點心都非常方便。

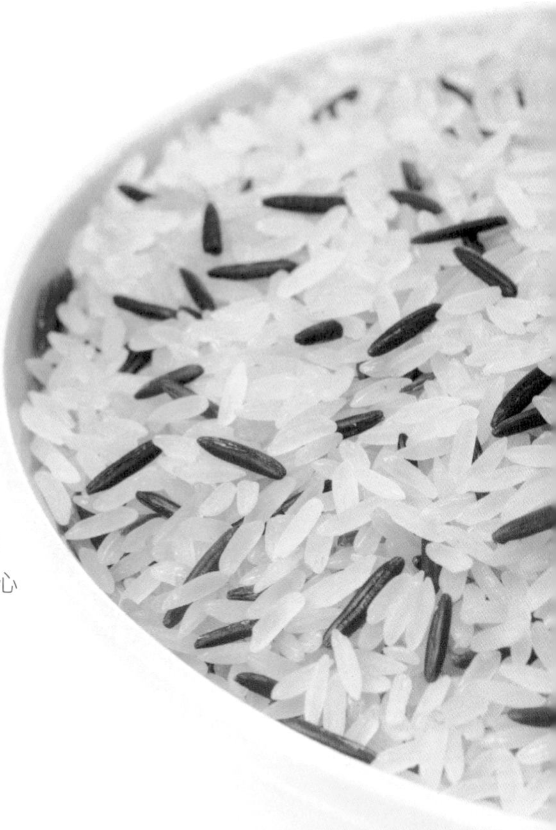

14 芝麻

東方人相信，多吃芝麻可以讓頭髮又黑又健康。除了對頭髮有益之外，芝麻含有豐富的芝麻准木質素（sesame lignan），能抑制膽固醇與脂肪，防止動脈硬化、抗癌。另外，芝麻中也含有油脂，可以幫助排便、減少便秘。

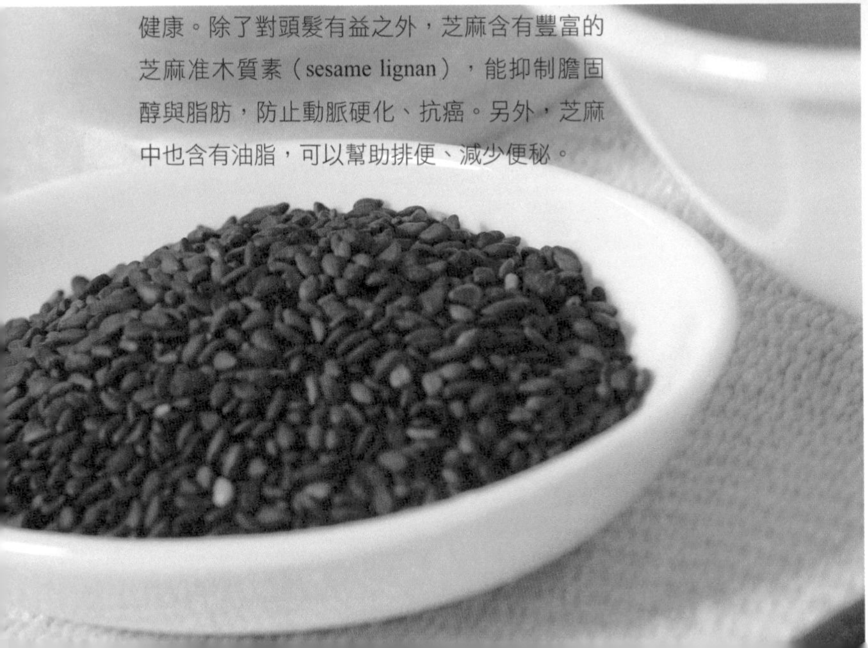

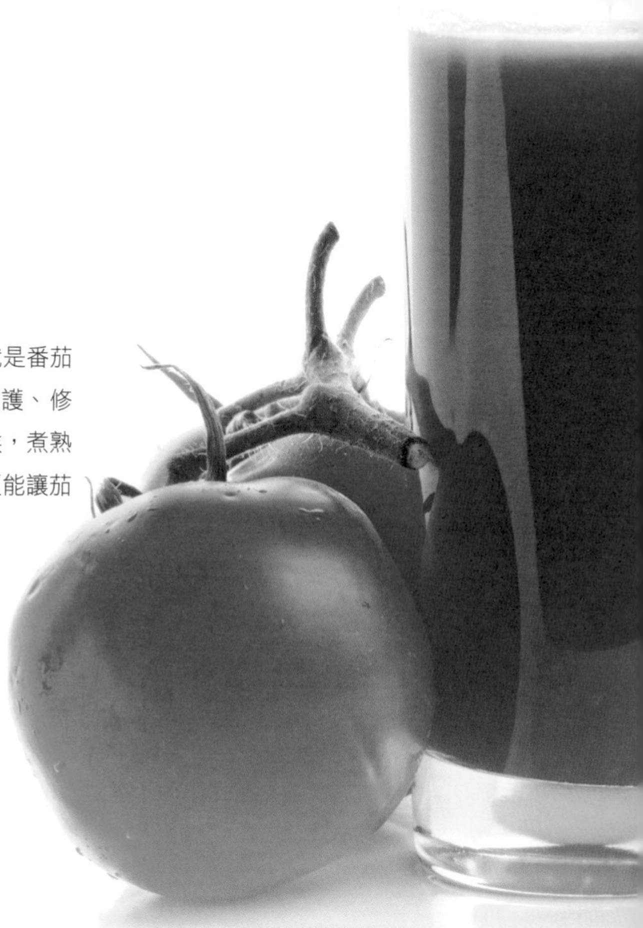

15 番茄

番茄最出名的營養素就是番茄紅素（lycopene），能保護、修補受損的細胞。吃的時候，煮熟的比生吃還好，因為熱更能讓茄紅素發揮效用。

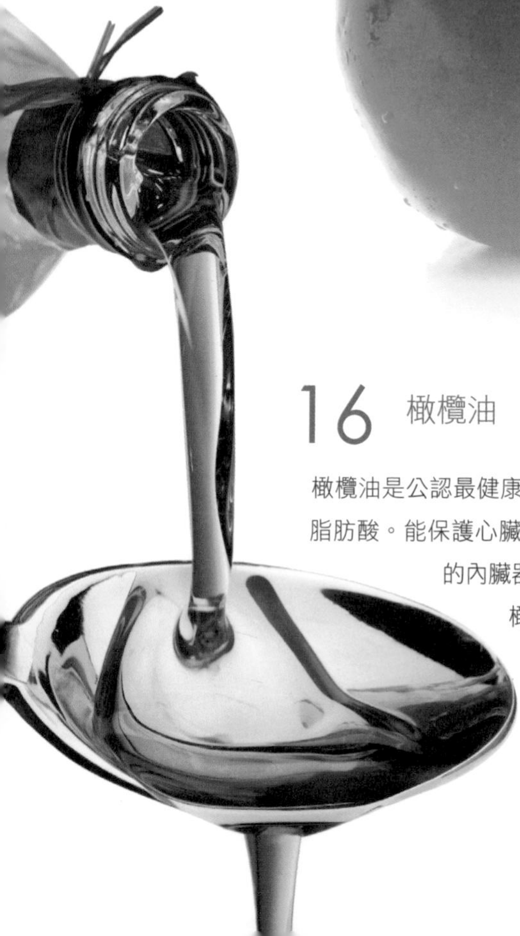

16 橄欖油

橄欖油是公認最健康的油，因為含有最多的不飽和脂肪酸。能保護心臟免於自由基的傷害。而且人體的內臟器官，也需要有好的油脂保護，橄欖油是最好的選擇。

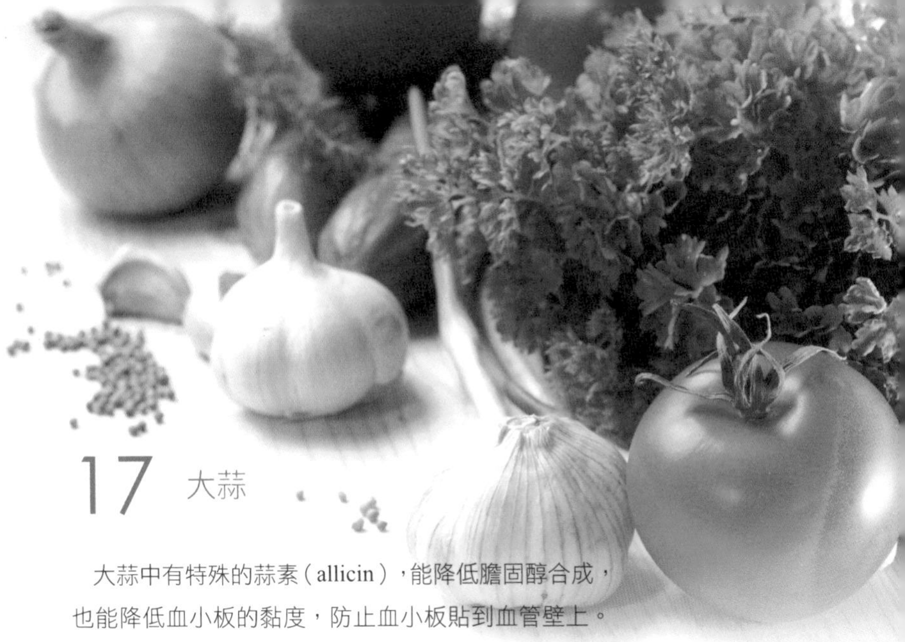

17 大蒜

大蒜中有特殊的蒜素（allicin），能降低膽固醇合成，也能降低血小板的黏度，防止血小板貼到血管壁上。大家常把大蒜下鍋爆香，但其實大蒜生吃營養成分更高，只是吃完之後要刷牙漱口，口氣才會好。

18 蘆筍

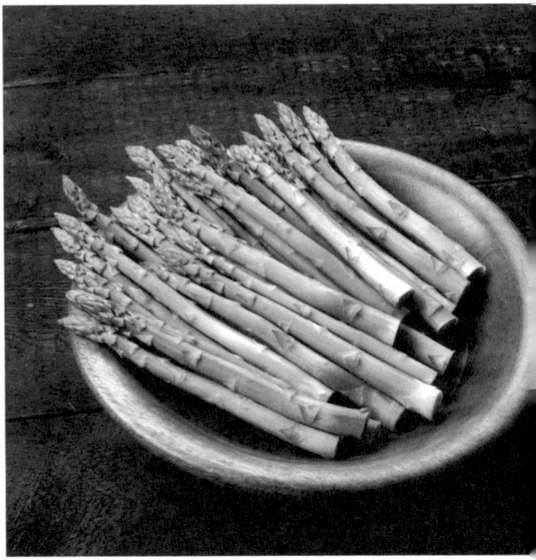

日本料理中常見的蘆筍，鮮嫩翠綠的莖幹含有豐富的葉酸，是促進細胞再生的維生素B，是孕婦必備的營養素，也能預防心臟病，還有抗老、抗癌的效果。但是現代人結石很常見，有結石的人就不能多吃蘆筍，以免豐富的葉酸使結石更嚴重。

19 紅葡萄柚

葡萄柚低脂高纖，吃多不會胖，許多女性喜歡，加上豐富的維生素 C，是抗癌、預防心血管疾病，幫助消化的好水果。但是女性朋友要注意，葡萄柚吃多了，會提高胸部病變的發生機率，所以雖然葡萄柚對身體有幫助，但仍是要適量。

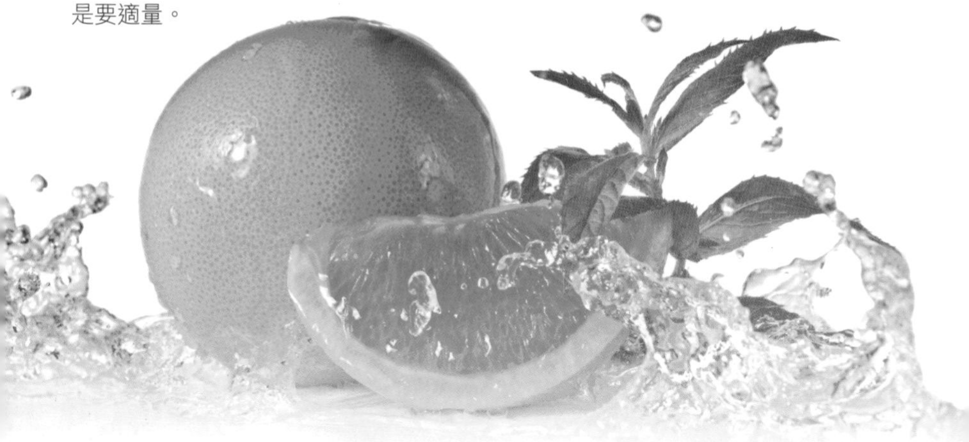

20 海菜

海菜生長於海中，為了生存，所以抵抗輻射、抗氧化能力非常好，還有豐富的 β 胡蘿蔔素和納藻酸鹽，能消除腫瘤，降低骨骼吸收幅射微粒。

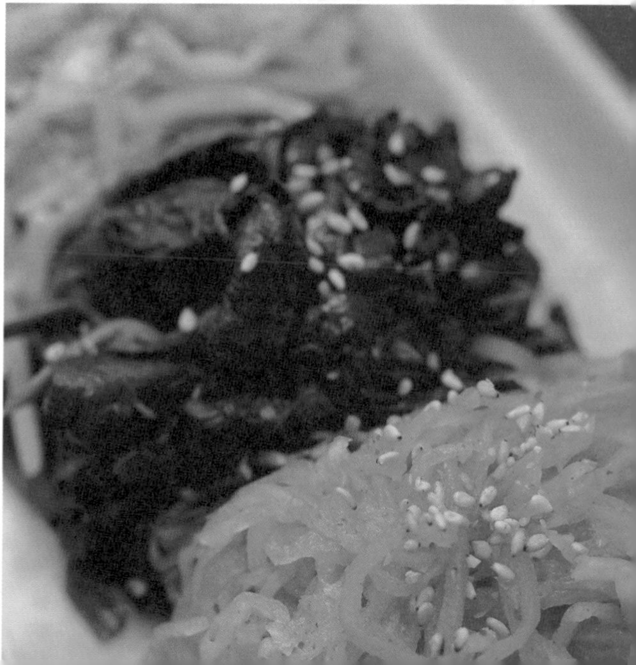

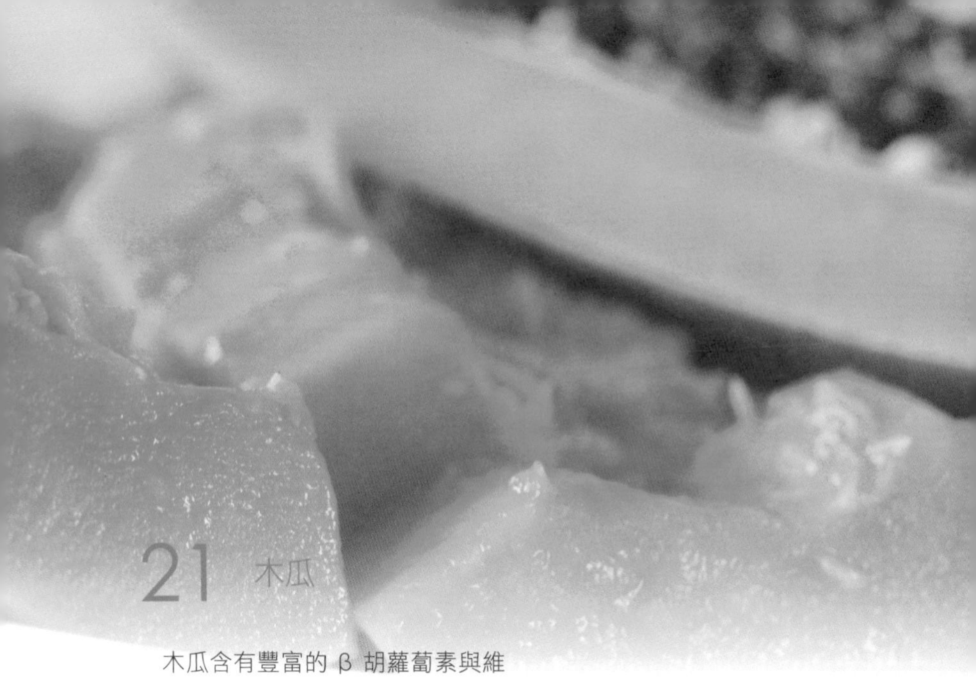

21 木瓜

木瓜含有豐富的 β 胡蘿蔔素與維生素 C，提升人體免疫力。大量的可溶性果膠纖維，能降低膽固醇，減輕腸胃負擔。

22 薑

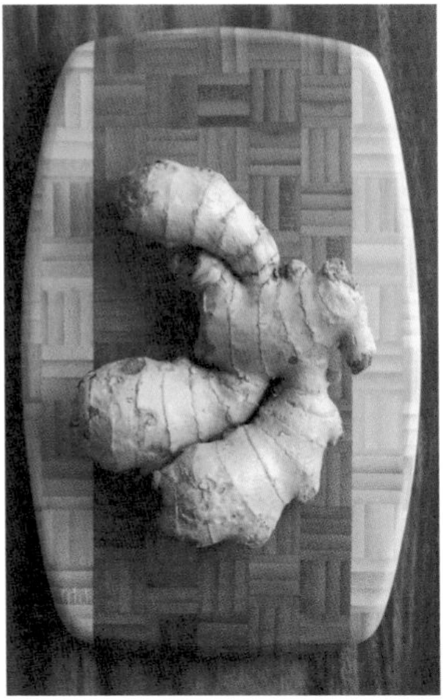

薑裡面含有薑油酮（gingerol）能適度促進血液循環，讓腸胃和內臟器官活絡，進而出汗與增加食慾，降低血壓，舒緩心血管疾病。我自己常常在蔬果汁中加入薑，讓腸胃更好好吸收。但絕對不可以用腐壞的薑，否則會有黃麴毒素，反而對身體有害。

23 甘藍

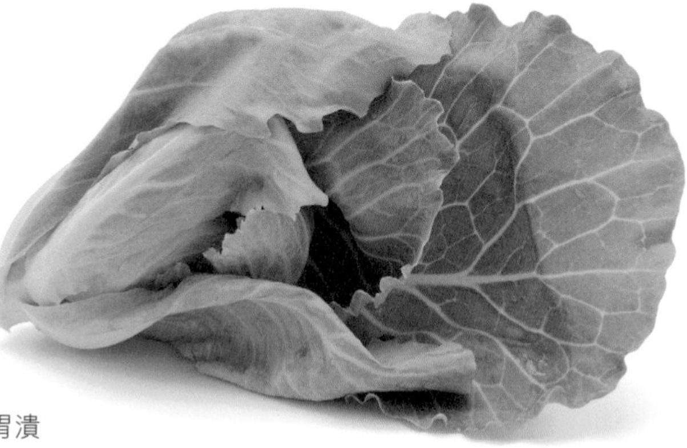

甘藍有豐富的抗氧化成分，包括 β 胡蘿蔔素、維生素 C 與 E。還有葉酸有助預防心臟疾病，對腸胃也很有幫助，如果是有胃潰瘍、胃炎的人，喝甘藍汁會好很快。甘藍裡的葉黃酸能對抗退化性黃斑性病變，保護眼睛的健康，但有結石的人仍是不可多吃。

24 全穀類及豆類

豆類中的異黃酮素（Isoflavones）和金雀異黃素（Genistein）都是強而有力的抗氧化劑，具有防癌和抗癌的能力。

穀類中的植物固醇（phytosterols）也能阻礙膽固醇吸收，減少心血管疾病；木質素（lignin）則能去除血中自由基，抑制膽固醇與癌細胞的增生。

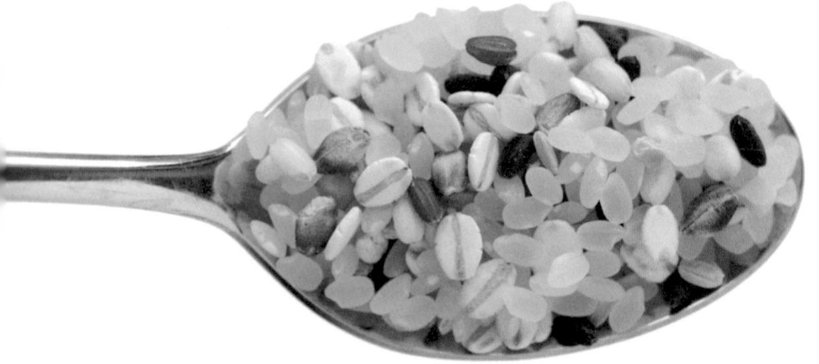

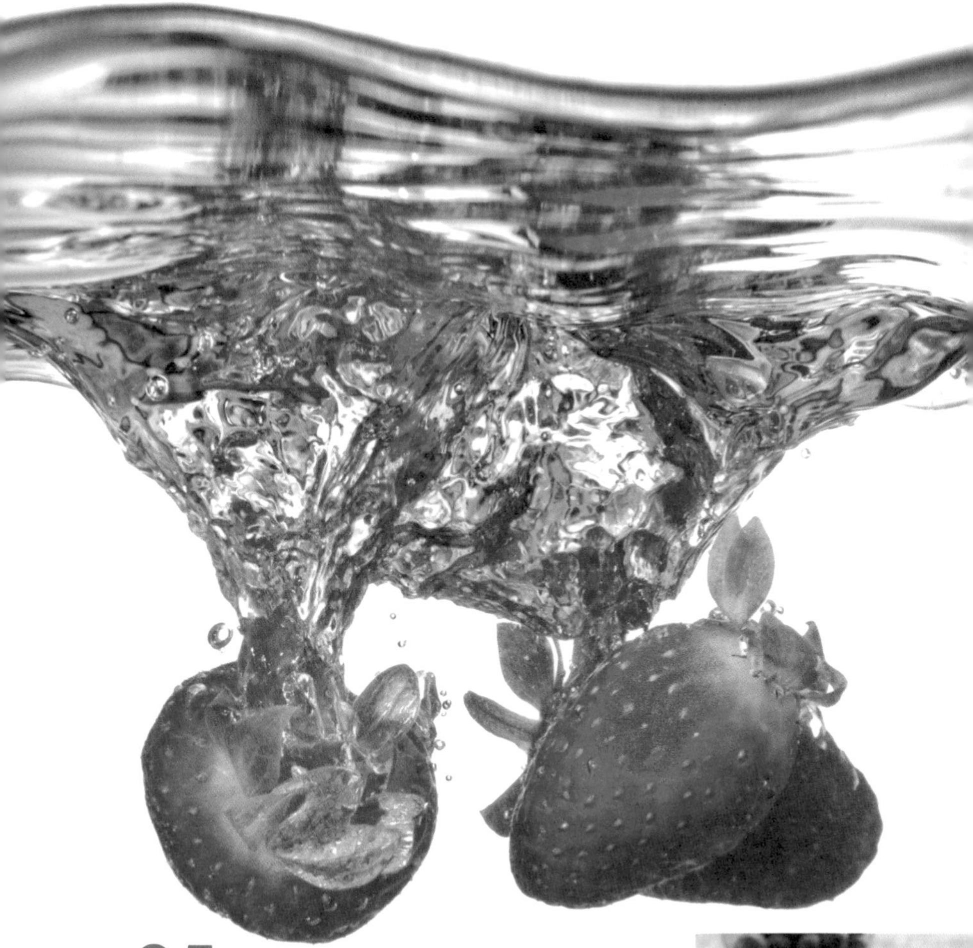

25 各式莓類：草莓、藍莓、蔓越莓

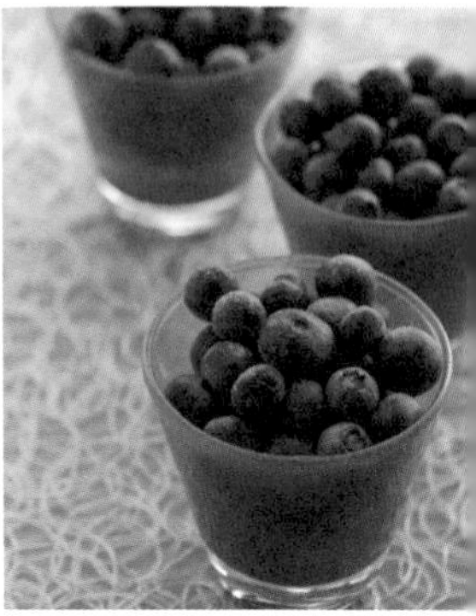

莓類是女性的一大福音！對女性的泌尿系統很有幫助！除了擁有豐富的維生素C，也含有鞣花酸（ellagic acid），能與防癌症，也能防止腫瘤擴大。黃酮素（flavonoids）則有強大的抗氧化功效，能防止自由基破壞，減少癌症、心臟病與其他慢性病的發生。

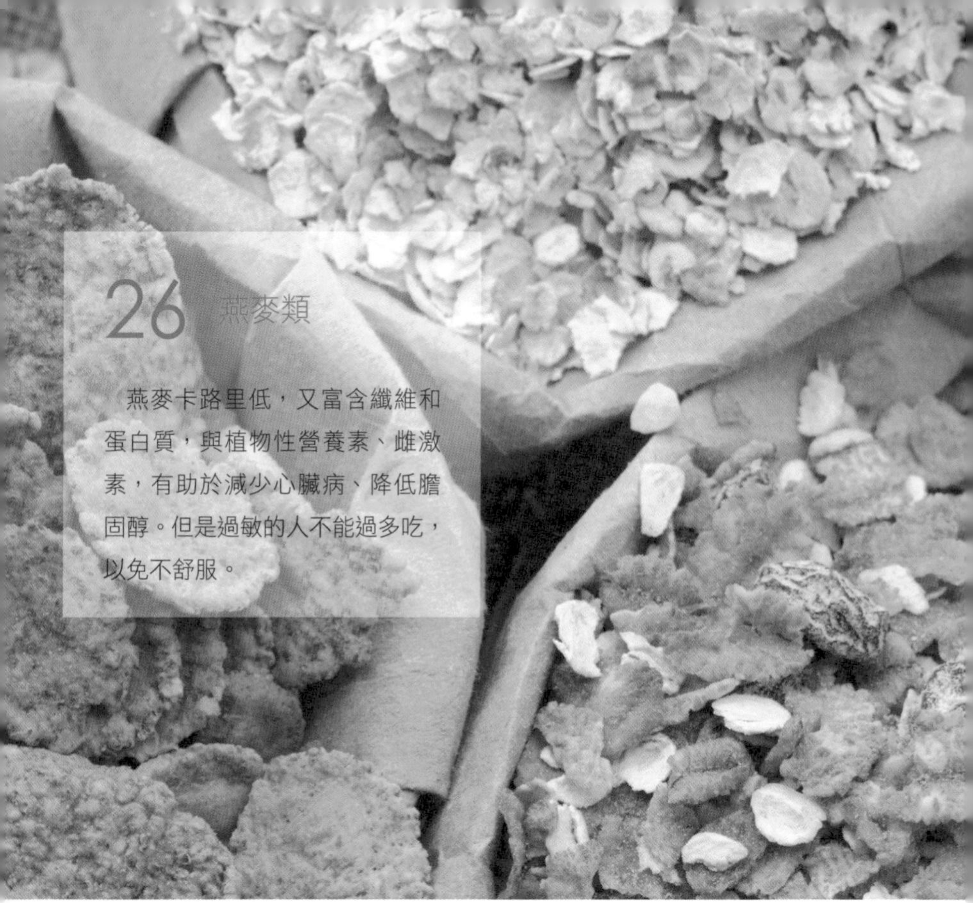

26 燕麥類

燕麥卡路里低，又富含纖維和蛋白質，與植物性營養素、雌激素，有助於減少心臟病、降低膽固醇。但是過敏的人不能過多吃，以免不舒服。

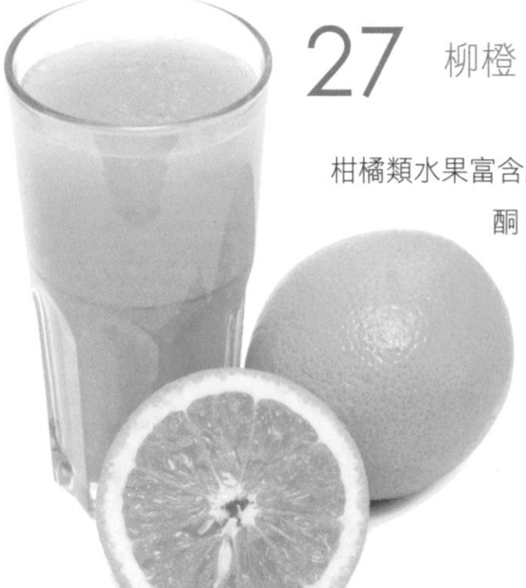

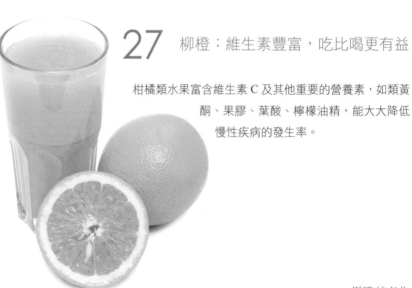

27 柳橙：維生素豐富，吃比喝更有益

柑橘類水果富含維生素 C 及其他重要的營養素，如類黃酮、果膠、葉酸、檸檬油精，能大大降低慢性疾病的發生率。

28 深海魚：提供必需脂肪酸

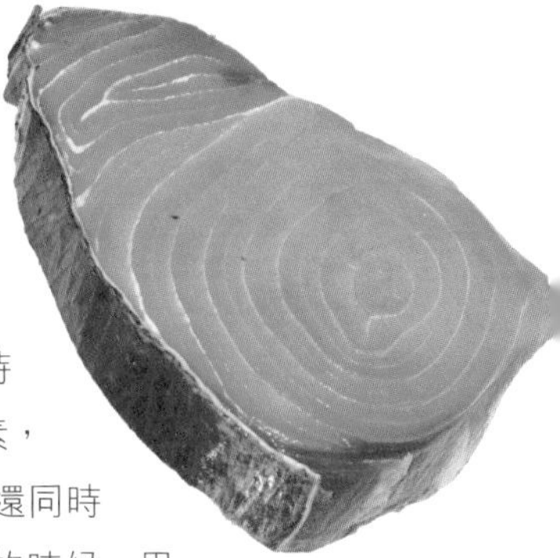

深海魚包括鮭魚、鮪魚、鯖魚、沙丁魚、鱈魚等魚類，富含不飽和脂肪酸 omega-3，那是人體無法製造的重要營養素，有助於細胞修復。其中的 DHA 對大腦皮質功能和記憶力維持及視網膜的細胞都非常重要。肉中豐富的蝦紅素，是絕佳的抗老化成分，能預防體內器官氧化，還同時有美白的效果，讓黑斑、細紋不會跑出來。吃的時候，用烤或蒸的更能保留 omega-3，更能預防老化。

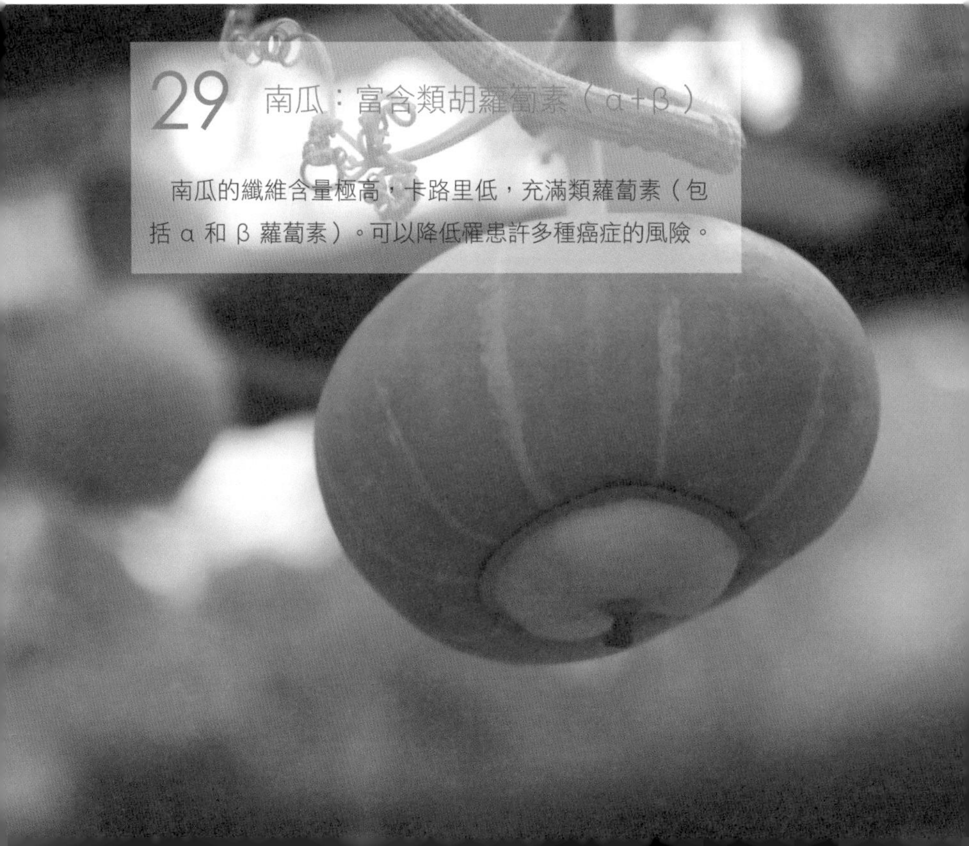

29 南瓜：富含類胡蘿蔔素（α+β）

南瓜的纖維含量極高，卡路里低，充滿類蘿蔔素（包括 α 和 β 蘿蔔素）。可以降低罹患許多種癌症的風險。

30 菠菜

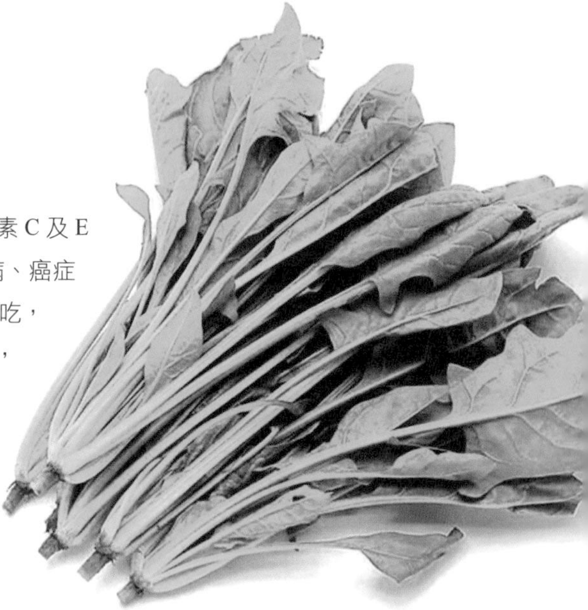

菠菜含有類胡蘿蔔素、維生素 C 及 E 等，可以降低罹患心血管疾病、癌症的風險。但是不能跟豆腐一起吃，有結石的朋友也盡量不要吃，因為它也含有許多葉酸，會使結石更嚴重。

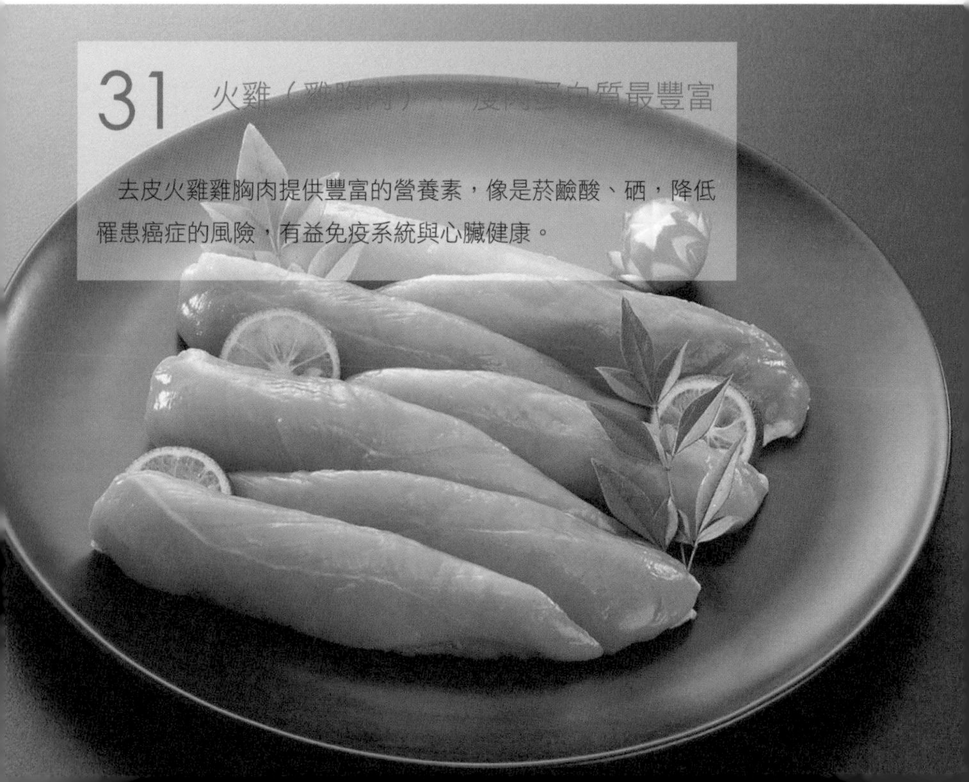

31 火雞（雞胸肉）——瘦肉蛋白質最豐富

去皮火雞雞胸肉提供豐富的營養素，像是菸鹼酸、硒，降低罹患癌症的風險，有益免疫系統與心臟健康。

酸鹼食物表
酸性食品（抽脂完避免食用）

01

乳蛋類	酸度
蛋黃	19.2
乳酪	4.3

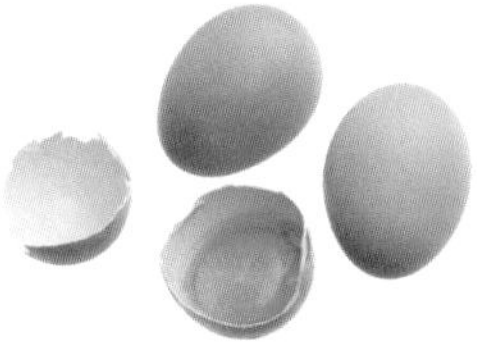

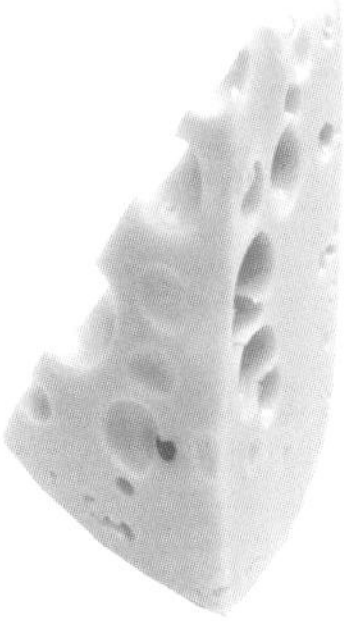

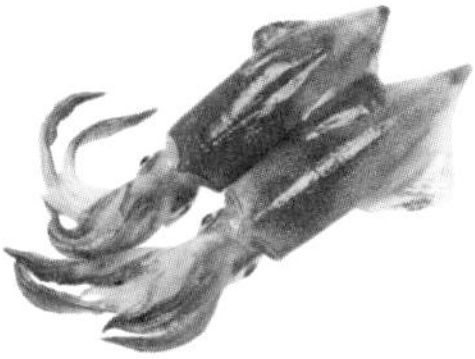

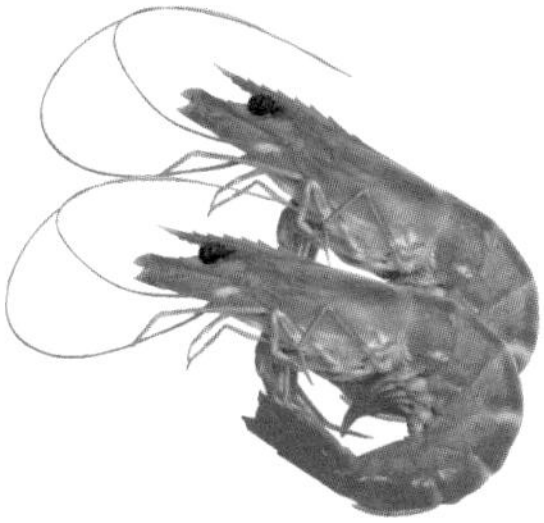

02

魚貝類	酸度
鰹魚片	37.1
鯛魚卵	29.8
魷魚	29.6
小魚干	24.0
鮪魚	15.3
章魚	12.8
鯉魚	8.8
鯛	8.6

魚貝類	酸度
牡蠣	8.0
生鮭魚	7.9
鰻	7.5
蛤蜊	7.5
干貝	6.6
魚卵	5.4
泥鰍	5.3
鮑魚	3.6
蝦	3.2

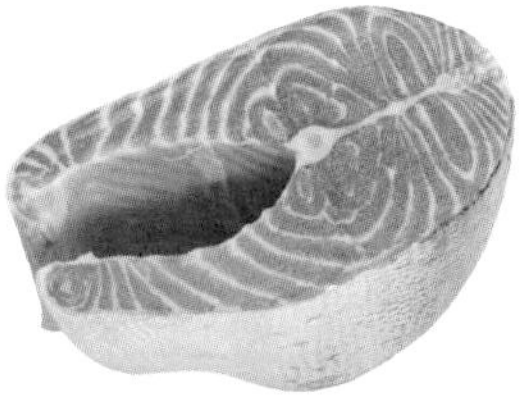

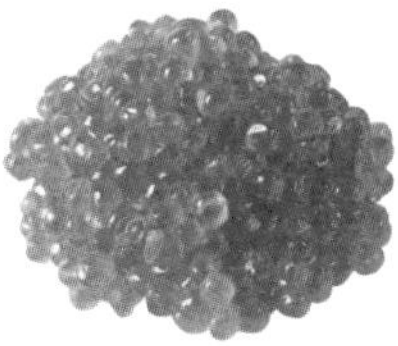

03

肉類	酸度
雞肉	10.4
馬肉	6.6
豬肉	6.2
牛肉	5.0
雞肉湯	0.6

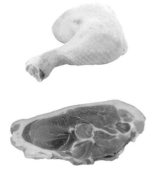

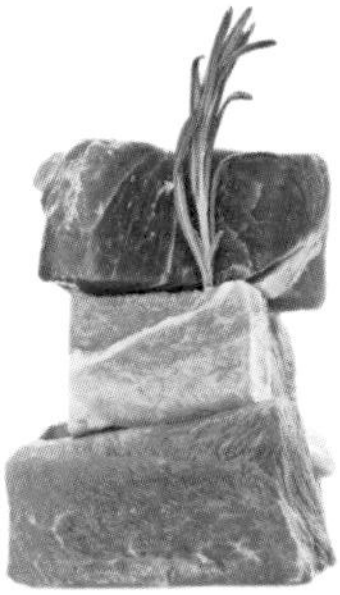

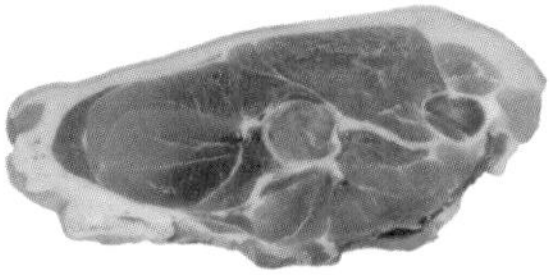

04

豆類	酸度
落花生	5.4
蠶豆	4.4
豌豆	2.5
油炸豆腐	0.5
略炸豆腐	0.2
味噌	0
醬油	0

05

穀物	酸度
米糠	85.2
麥糠	36.4
燕麥	17.8
胚芽米	15.5
碎麥	9.9
蕎麥粉	7.7

穀物	酸度
白米	4.3
大麥	3.5
麵粉	3.0
麩	3.0
麵包	0.6

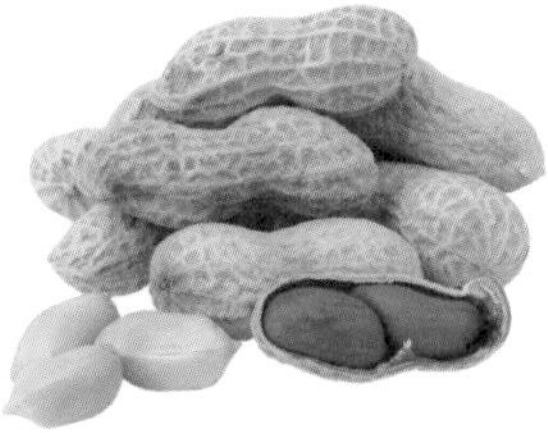
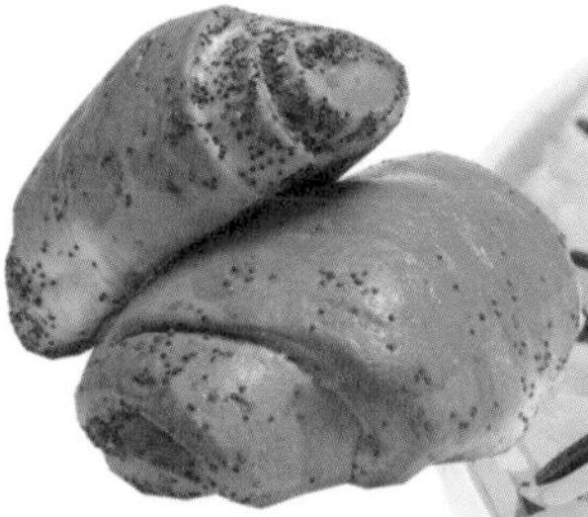
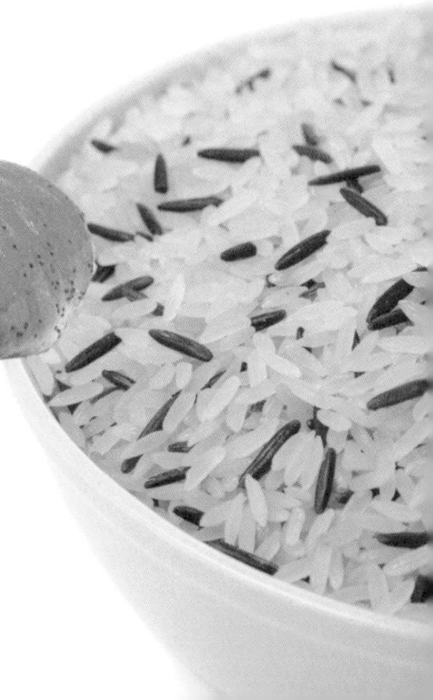

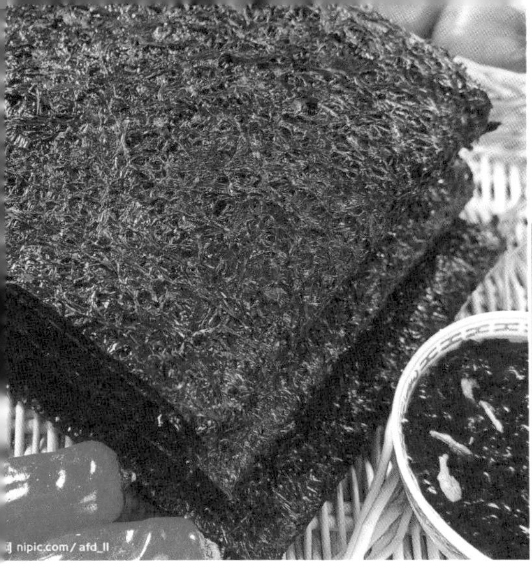

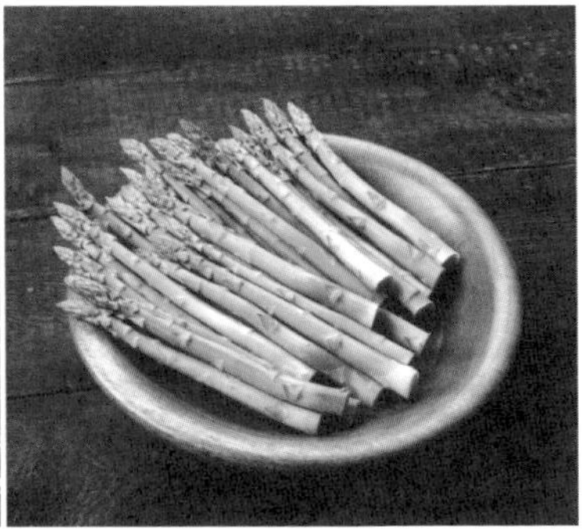

06

蔬菜類	酸度
慈菇	1.7
白蘆筍	0.1

07

海藻	酸度
紫菜(乾燥)	5.3

08

嗜好品	酸度
酒糟	12.1
啤酒	1.1
清酒	0.5

09

油脂	酸度
奶油	0.4

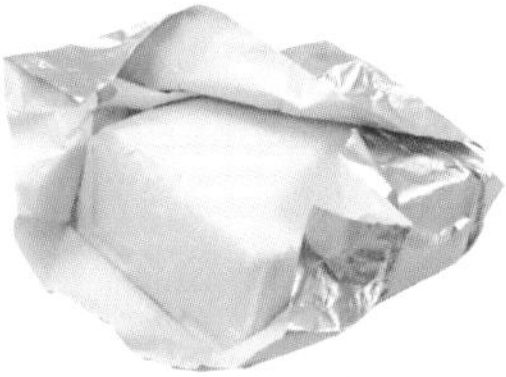

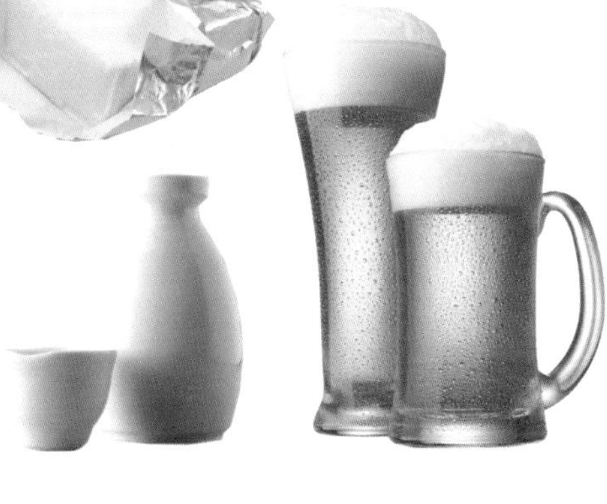

參考來源：摘自西崎弘太郎博士的測定報告

酸鹼食物表

鹼性食品（建議多攝取）

01

乳蛋類	鹼度
蛋白	3.2
人乳	0.5
牛乳	0.2

02

豆類及製品	鹼度
扁豆	1.8
大豆	10.2
紅豆	7.3
豌豆夾	1.1
豆腐	0.1

03

菇類	鹼度
香菇	17.5
松茸	6.4
玉蕈	3.7

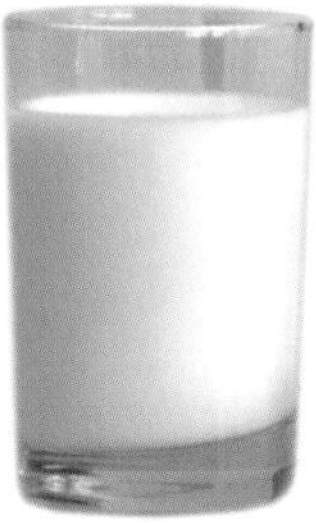

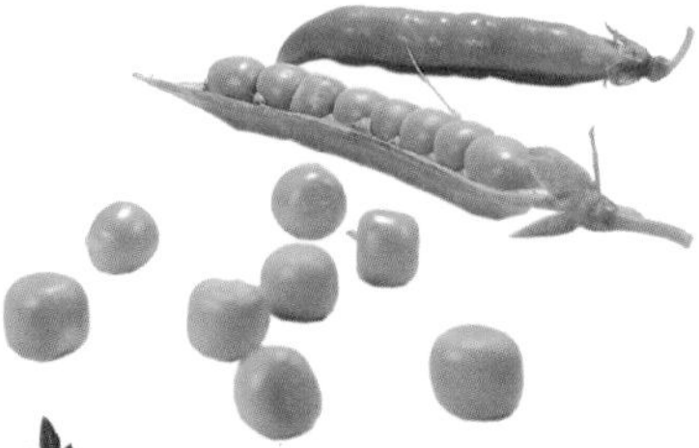

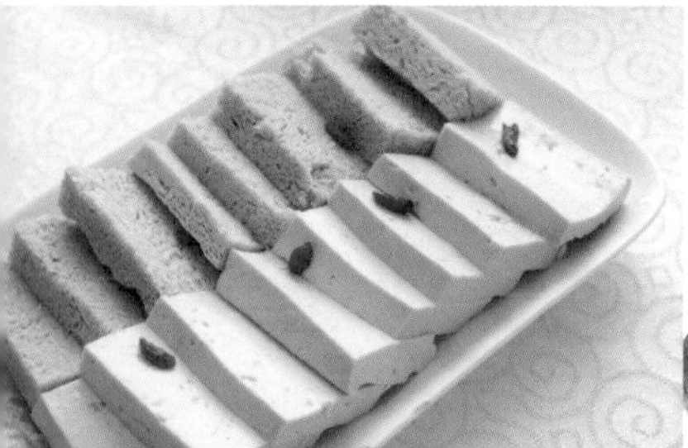

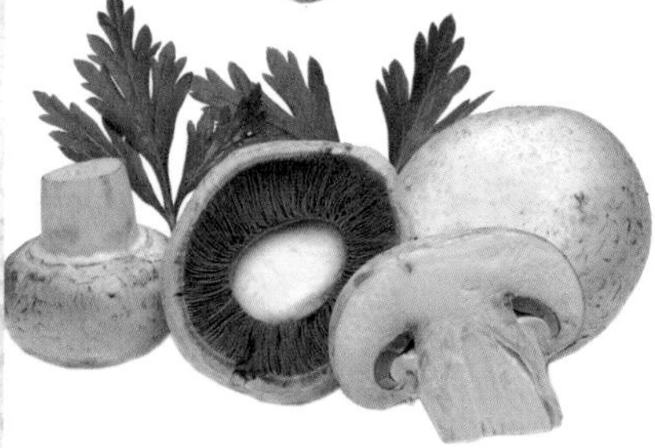

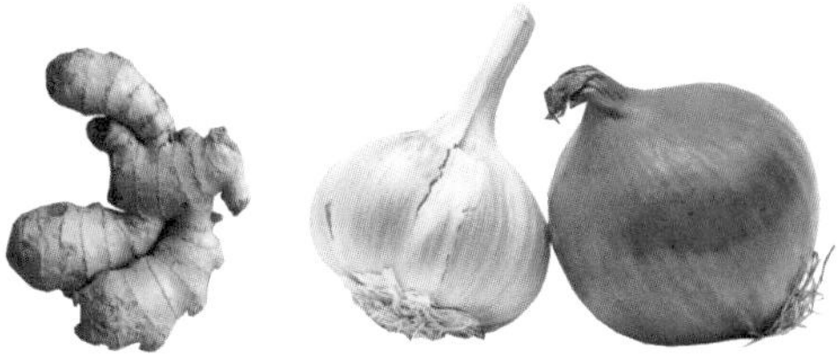

04

蔬菜類	鹼度
蒟蒻粉	56.2
紅薑	21.1
菠菜	15.6
撮菜	10.6
芋	7.7
萵苣	7.2
紅蘿蔔	6.4
小松菜	6.4

蔬菜類	鹼度
京菜	6.2
百合	6.2
三葉菜	5.8
馬鈴薯	5.4
牛蒡	5.1
高麗菜	4.9
蘿蔔	4.6
南瓜	4.4
竹筍	4.3

蔬菜類	鹼度
地瓜	4.3
蕪	4.2
小芋	4.1
蓮藕	3.8
大黃瓜	2.2
茄子	1.9
洋蔥	1.7
薇	1.6

05

海藻	鹼度
裙帶菜	260.8
海帶	40.0

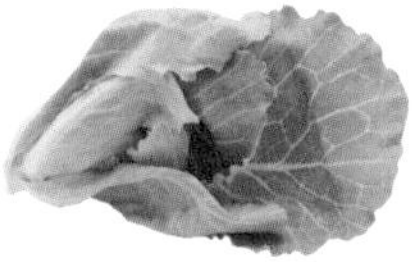

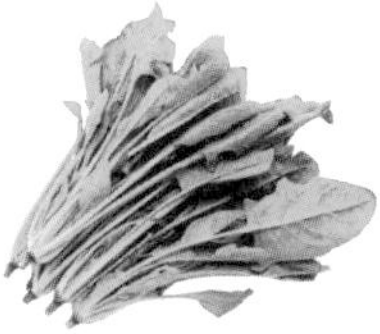

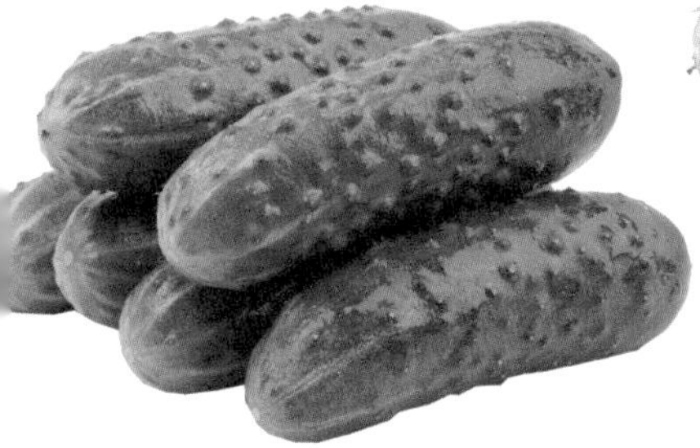

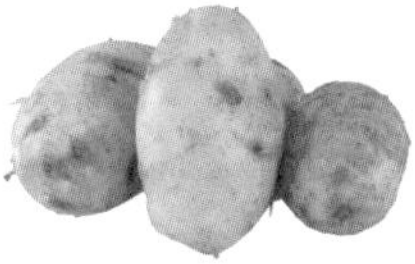

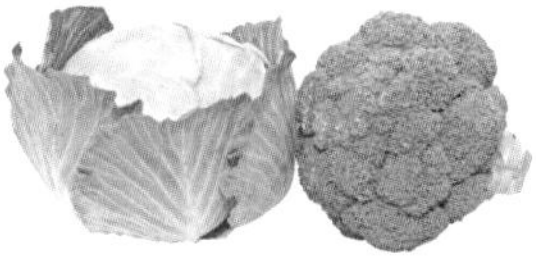

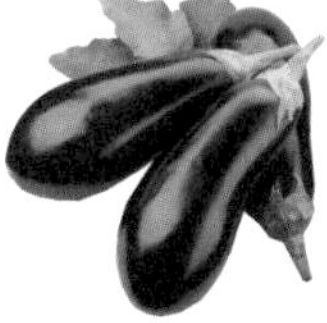

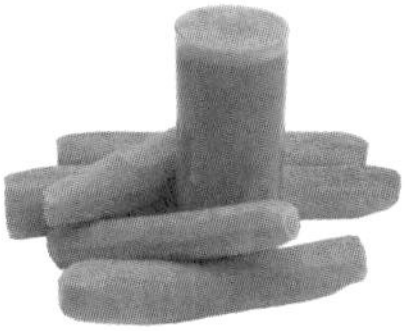

06

醬菜	鹼度
黃蘿蔔	5.0
什錦醬菜	1.3

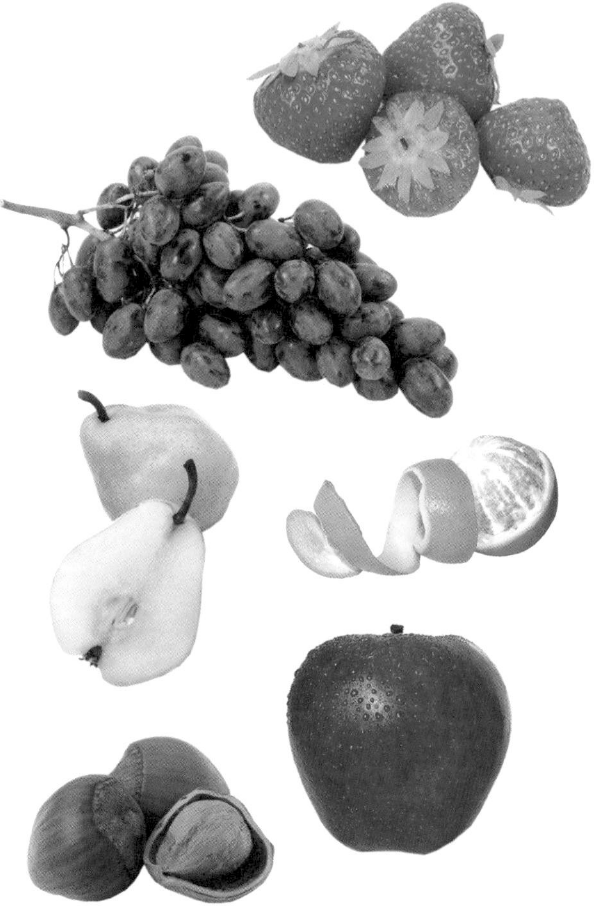

07

水果類	鹼度
香蕉	8.8
栗子	8.3
草莓	5.6
橘子	3.6
蘋果	3.4
柿	2.7
梨	2.6
葡萄	2.3
西瓜	2.1

08

嗜好品	鹼度
葡萄酒	2.4
咖啡	1.9
茶	1.6

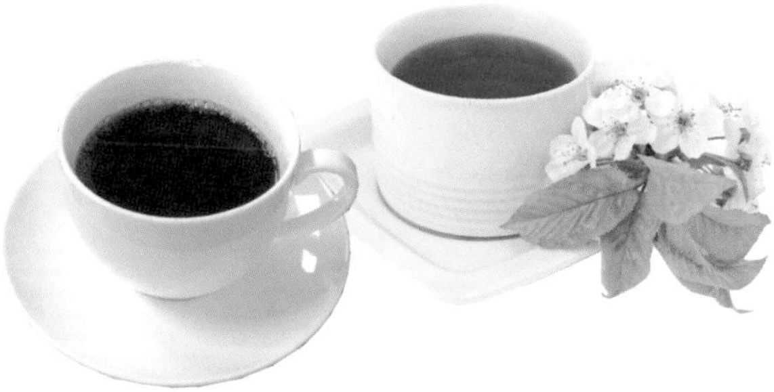

參考來源：摘自西崎弘太郎博士的測定報告

大自然的寶藏—— 天然抗氧化物質成份、來源、效用

名稱	作用	最佳食物來源
維生素 C (Ascorbic Acid)	與羥基自由基作用、還原維生素 E 自由基	芭樂、奇異果、木瓜、柳橙、葡萄柚、青椒、花椰菜
維生素 E (α-Tocopherol)	阻止脂質過氧化連鎖反應	葵花子油、紅花油、玉米油黃豆油、小麥胚芽、杏仁
β-胡蘿蔔素 (β-Carotene)	中斷脂質過氧化連鎖反應、吸收激發氧的過多能量	深綠色蔬果，如胡蘿蔔、甜蕃薯、蕃茄、木瓜、紅肉李
黃酮類 (Flavonoids)	預防動脈硬化	鮮黃色蔬果，如蘋果、香瓜、蔥、紅酒
引朵類 (Indoles)	抵抗肺癌、大腸癌	十字花科蔬菜，如花椰菜、青花菜、大白菜、高麗菜、芽甘藍、芥菜
蕃茄紅素 (Lycopene)	去除氧自由基	蕃茄、西瓜、櫻桃、李子

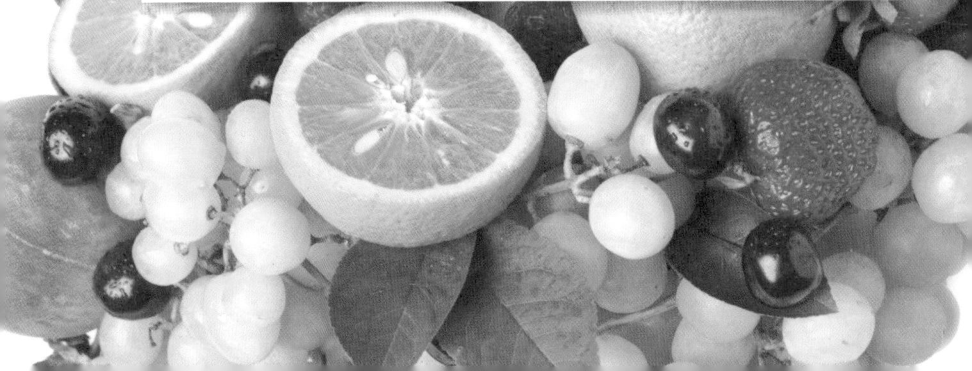

人體自行製造的抗氧化酶

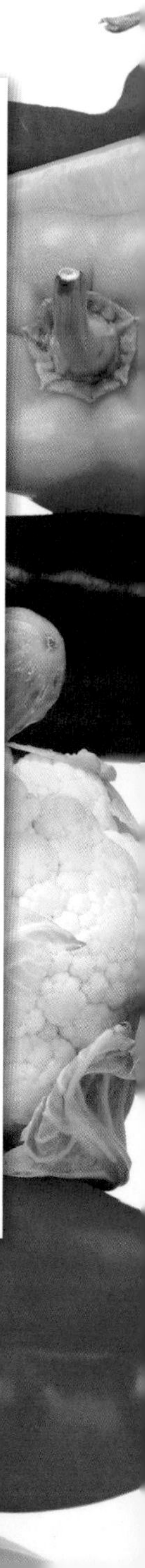

抗氧化酶	存在位置	作用	輔助因子及其每日建議量	輔助因子的主要食物來源
超氧化歧化酶 (Superoxide Dismutase, 簡稱 SOD)	粒腺體、細胞質	氧自由基→雙氧水＋氧	鋅： 女 - 12 毫克 男 - 15 毫克 (最多不超過 50 毫克) 銅：2 毫克	鋅：海產、肉類、肝臟、蛋、黃豆、花生 銅：肝臟、肉、魚、蝦、堅果類
穀胱甘太過氧化酶 (Glutathione Peroxidase, 簡稱 GSHP)	血液、肝臟、粒腺體、細胞質	雙氧水→水＋氧	硒： 女 - 55 微克 男 - 70 微克	海產、蔥、洋蔥、蒜
過氧化氫酶 (Catalase)	人體的各種組織	氧自由基→水＋氧	鐵： 女 - 15 毫克 男 - 10 毫克 (成人)	肉、魚

資料來自中華民國每日營養素建議量表、美國每日營養素建議量表

拒糖，抗老化

Dr. 張大力日本美容若返研究美學

作　　者　張大力
總 審 訂　劉惠蘭
執行編輯　李依芳
專案編輯　宇涵・羅芝珊
美術設計　羅芝菱
行銷策劃　黃怡凡
特約編輯　Aster

拒糖，抗老化：Dr. 張大力日本美容若返研究美學 / 張大力著.
-- 第一版. -- 臺北市：博思智庫，民 101.08
面；　公分
ISBN 978-986-88378-4-3(精裝). --
ISBN 978-986-88378-5-0(平裝)

1. 老化 2. 長生法 3. 美容

411.18　　101014452

發 行 人　黃輝煌
社　　長　蕭豔秋
財務顧問　蕭聰傑
出 版 者　博思智庫股份有限公司
地　　址　104 台北市中山區松江路 206 號 14 樓之 4
電　　話　(02) 25623277
傳　　真　(02) 25632892

總 代 理　聯合發行股份有限公司
電　　話　(02)29178022
傳　　真　(02)29156275

印　　製　禹利電子分色有限公司
定　　價　280 元
第一版第一刷　中華民國 101 年 8 月

ISBN　978-986-88378-5-0

博思智庫 Facebook 粉絲團
Facebook.com/broadthinktank